Radiodiagnostische Übungen

Auguste Wackenheim

Schädel-Hals-Übergang (RX, CT)

158 diagnostische Übungen für Studenten
und praktische Radiologen

Mit 334 Abbildungen

Springer-Verlag Berlin Heidelberg New York Tokyo

Professor Dr. AUGUSTE WACKENHEIM
Hospices Civils de Strasbourg
Centre Hospitalier Régional
Service de Radiologie I
1, Place de l'Hôpital
F-67091 Strasbourg Cedex

ISBN 3-540-15391-8 Springer-Verlag Berlin Heidelberg New York Tokyo
ISBN 0-387-15391-8 Springer-Verlag New York Heidelberg Berlin Tokyo

CIP-Kurztitelaufnahme der Deutschen Bibliothek
Wackenheim, Auguste:
Röntgendiagnostische Übungen am Schädel-Hals-Übergang (RX, CT) : 158 diagnost.
Übungen für Studenten u. prakt. Radiologen / Auguste Wackenheim. – Berlin; Heidel-
berg; New York; Tokyo: Springer, 1985.
(Radiodiagnostische Übungen) Engl. Ausg. u. d. T.: Wackenheim, Auguste: Exercises in
radiological diagnosis of the cervico-occipital joint. – Franz. Ausg. u. d. T.: Wackenheim,
Auguste: Exercices de radiodiagnostic de la charnière cervico-occipitale (RX, CT)
ISBN 3-540-15391-8 (Berlin ...)
ISBN 0-387-15391-8 (New York ...)

© by Springer-Verlag Berlin Heidelberg 1985
Printed in Germany

Satz und Druck: Beltz Offsetdruck, 6944 Hemsbach über Weinheim
Bindearbeiten: J. Schäffer oHG, 6718 Grünstadt
2127-3130/543210

*„Das wahre Geheimnis der Welt ist
das Sichtbare und nicht das Unsichtbare."*

Oscar Wilde
(Das Bildnis des Dorian Gray)

Vorwort

Wie in unserem ersten Übungsbuch zur Röntgendiagnostik der Wirbel des Erwachsenen, wird es hier zwei verschiedene Teile geben. Der erste Teil besteht nur aus Bildern, die immanent gelesen werden sollen. Die Bilder sind laufend numeriert; jede Nummer entspricht einem Fall.

Im zweiten Teil geben wir Kommentare, kritische Interpretationen und Skizzen dieser Bilder unter den entsprechenden Nummern.

Ich wünsche diesem zweiten Büchlein den gleichen Erfolg wie dem ersten, das in 4 Sprachen erschienen ist.

Da meine eigene Ikonographie manchmal unvollständig war, habe ich auf die Lehrsammlungen meiner Kollegen, Freunde und Schüler zurückgegriffen. Ich möchte hier den Herren Prof. Dr. J. F. Bonneville, Dr. J. L. Dietemann, Dr. Y. Dirheimer, Dr. J. C. Dosch und Dr. J. Vignaud für ihre freundliche Mitarbeit herzlich danken.

AUGUSTE WACKENHEIM

Inhaltsverzeichnis

Einleitung 1

1. Teil: Röntgenbilder 5

2. Teil: Text und Schemata 107

Literaturverzeichnis 189

Sachverzeichnis 191

Einleitung

Beim Lesen eines Röntgenbildes müssen wir strukturalistische Regeln wie Immanenz, Synchronie, Signifikant und Signifikat eines Zeichens, berücksichtigen und uns zuerst in der Semiologie bewegen und dann in der Semantik.

Vereinfacht könnte man sagen, daß wir folgende Begriffe zu unterscheiden haben: der Signifikant, das Signifikat des Zeichens, der Kommentar, die Interpretation und die radio-bio-klinische Gegenüberstellung.

Der Signifikant, auch Charakter genannt, ist ein charakteristischer Bildteil (normal oder pathologisch).

Beispiel: Sella turcica, Crista galli, Fraktur, Osteom, Aneurysma.

Das Signifikat ist normal, spezifisch für eine Krankheitsgruppe oder pathognomonisch für eine bestimmte Krankheit.

Beispiel:

normal: in diesem Fall sind Signifikant und Signifikat identisch. Dies ist das Gebiet der normalen Radioanatomie.

spezifisch: ein Osteophyt kommt bei verschiedenen Krankheiten vor, die eine Gruppe bilden: Arthrose, Arthritis, Diskopathie, Infektionen ...

pathognomonisch: ein Syndesmophyt kommt nur bei Spondylarthritis vor.

Der Kommentar ist ein Text, der den Signifikanten des Zeichens beschreibt. Er bedient sich der Analogie zur normalen und pathologischen Anatomie.

Die Interpretation ist ein Text, der kritisch den Kommentar entwickelt. Er beschreibt das Signifikat des Zeichens. Er bedient sich der Taxonomie, Nosographie, Ätiologie, weiterer Untersuchungen, Pathogenie, Therapie ... Er versucht, die Beziehungen der Symptome zum Bild zu erklären. Man kann ein Bild nicht interpretieren; man kommentiert es und interpretiert den Kommentar.

Beispiel: der Fall 7 zeigt eine Fehlstellung des Atlas und eine Fehlbildung des Zahnfortsatzes. Der Kommentar beschreibt die Situation. Die Interpretation sucht nach Ursache, Mechanismus ...

Kommentar: schlechte Ausrichtung von Atlas und Axis, hypoplastisches Odontoid.

Interpretation: C1–C2 Dislokation mit Luxation des Atlas in einem Falle von kongenitaler Densaplasie.

Die radio-bio-klinische Gegenüberstellung ist ein zeitlich unbegrenzter Vorgang, der die Interpretation ändert, richtigstellt, anpaßt oder entwickelt.

Die Interpretation soll nicht auf den Kommentar einwirken. Der Kommentar ist endgültig und unveränderlich. Die Interpretation paßt sich an die Umstände, an das klinische Bild, an das kulturelle Niveau der Medizin und an die therapeutischen Möglichkeiten an. Der Kommentar ist wegen der Immanenz des Bildes von diesen Faktoren unabhängig.

Nach diesen allgemeinen Betrachtungen wollen wir jetzt die Übungen im Gebiet des Schädel-Hals-Übergangs beginnen. Wir werden 3 Untersuchungsmethoden benutzen:
– die konventionelle Röntgenographie,
– die konventionelle Tomographie,
– die Computertomographie (CT).

Selbstverständlich werden auch andere Methoden herangezogen wie Zysternobulbographie, Vertebralis- und Carotis externa-Angiographie, zervikale Phlebographie, Knochenszintigraphie und Kernspintomographie. Diese mehr komplizierten Untersuchungen werden nur angedeutet, denn sie gehören nicht zur Routinearbeit des praktischen Radiologen.

Für die Analyse eines Röntgenbildes, das heißt zum Lesen, braucht der Arzt eine Methode. In der Praxis gibt es nämlich 2 Extremfälle:
1. Es besteht ein schwerwiegendes pathologisches Bild, das sich aufdrängt. Durch ein solches Bild werden andere, weniger betonte unter Umständen nicht mehr wahrgenommen. Dieses Problem haben wir separat behandelt (Wackenheim 1984).
2. Wenn sich kein pathologisches Bild aufdrängt, muß der Radiologe systematisch lesen. Wir schlagen hier eine Lesemethode für den Schädel-Hals-Übergang vor, und zwar sowohl für das frontale als auch für das laterale Bild. Zur Frage „Frontalbild oder Lateralbild zuerst?" müssen Strukturalismus und Gestaltpsychologie herangezogen werden (Wackenheim 1985). So können wir Bildteile erörtern, die bezeichnend (gute Beziehung zwischen Signifikant und Signifikat) und triftig (mit einer sehr weit greifenden Bedeutung in der Pathologie) sind.

Wir müssen auch phänomenologische Überlegungen beim Lesen des modernen Röntgenbildes anwenden. Dies ist besonders wichtig, weil die Röntgenologie heute in technologischer Hinsicht von den

Physikern und in medizinischer Hinsicht von den Klinikern überholt wird. Der Röntgenologe ist derjenige, der die beste Wahrnehmung des Bildes hat und sich deshalb der Husserlschen Phänomenologie widmen sollte.

Im Bereich der HWS gibt es ein Beispiel von Wahrnehmung durch Ähnlichkeit und Nähe: Die beiden ersten Wirbel (Atlas und Axis) haben in der Tat eine besondere Morphologie und heben sich stark von den anderen Wirbeln ab. Die nächsten 3 Wirbel (C3, C4, C5) sind sich sehr ähnlich und bilden eine visuelle Einheit (zervikale Drillinge; siehe Fall 89). Diese drei Wirbel bilden eine figurale Einheit: den Sockel des Schädel-Hals-Übergangs. Sie sind auch abgesondert von den beiden letzten Wirbeln der HWS, die ja beim Erwachsenen und älteren Menschen von arthrotischen Veränderungen oft sehr stark befallen sein können (C6, C7).

Ein anderes Beispiel von Strukturalismus ist in den Fällen 137, 139 und 140 veranschaulicht.

1. Teil

Röntgenbilder

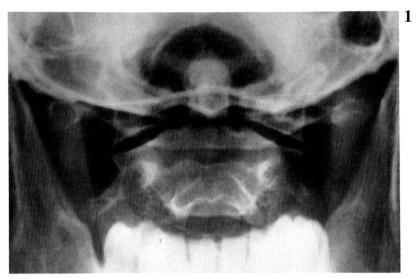

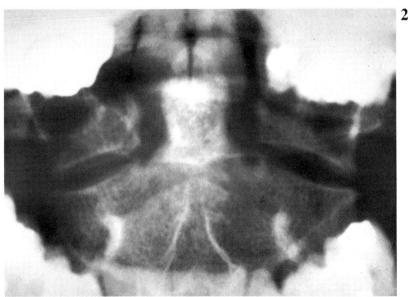

3

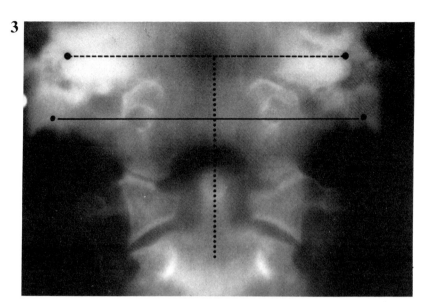

4

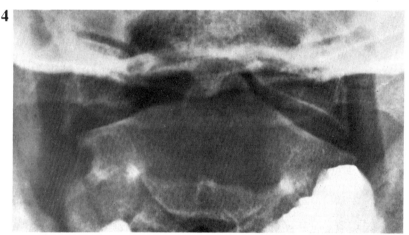

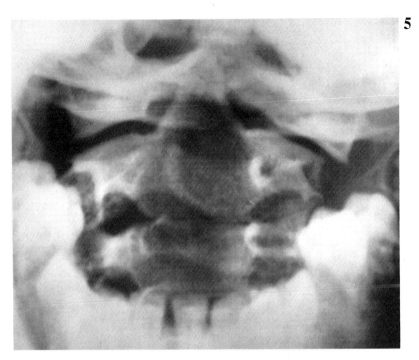

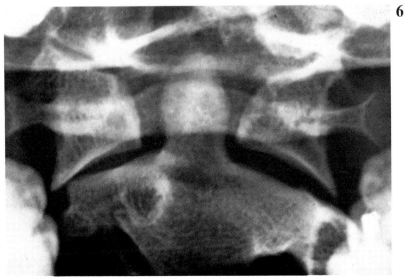

7

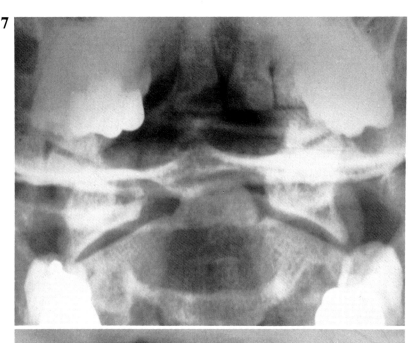

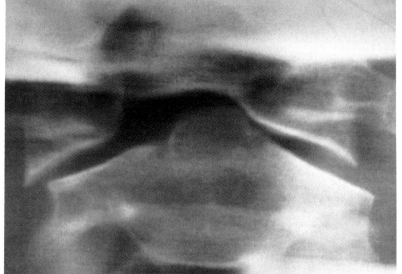

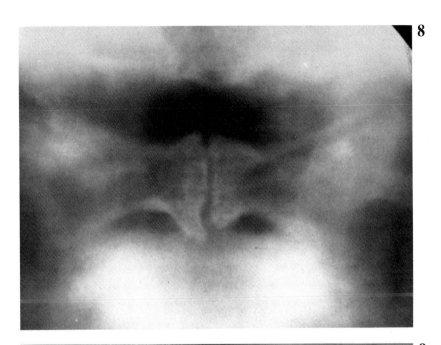

8

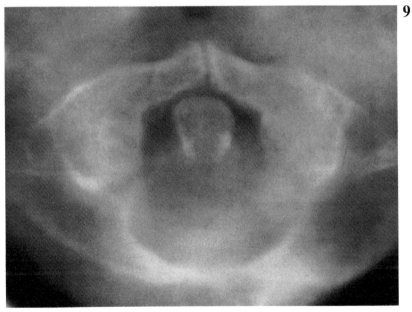

9

10

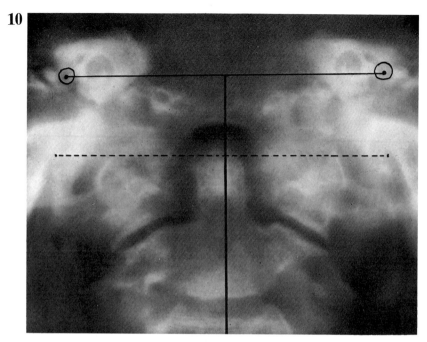

11

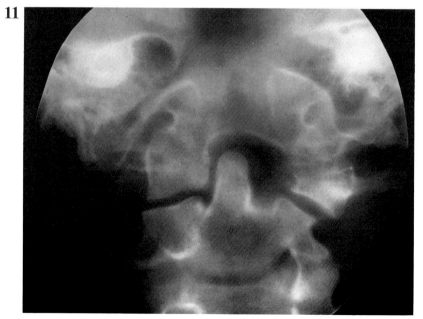

12

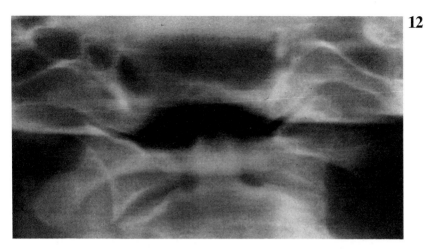

12

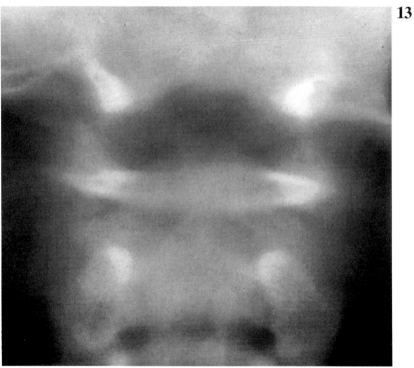

13

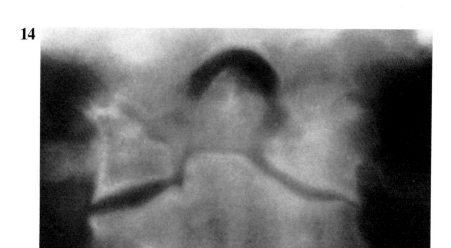

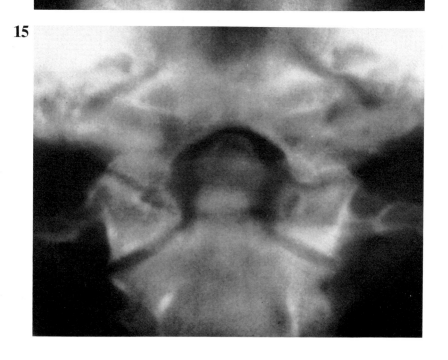

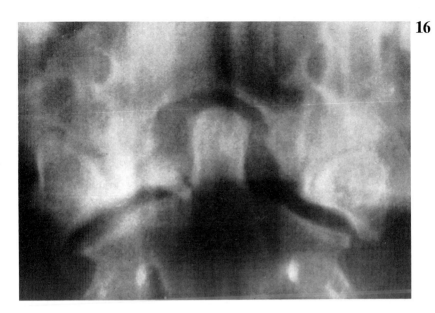

16

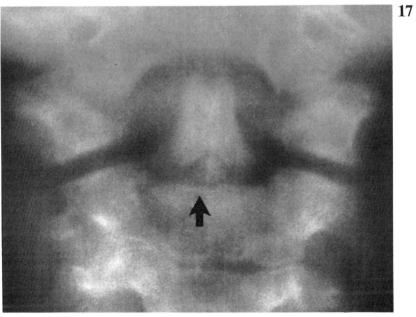

17

18

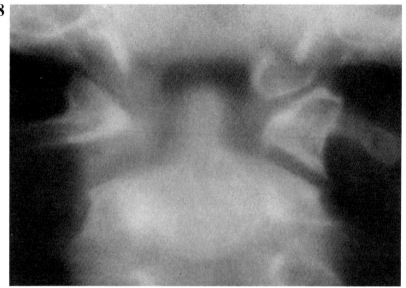

19

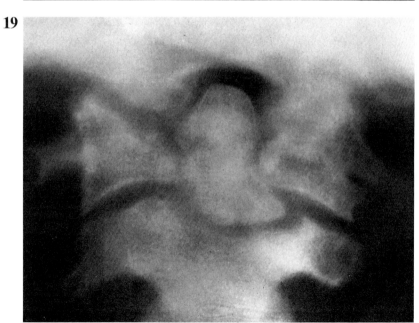

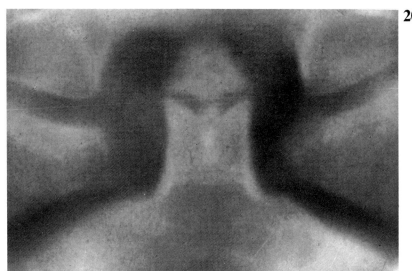

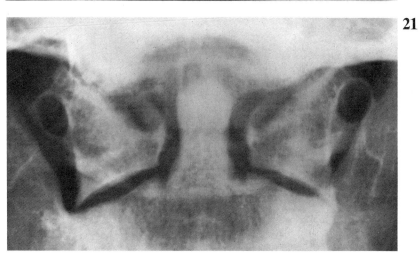

22

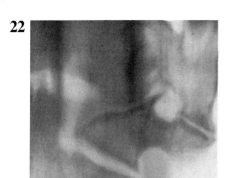

23

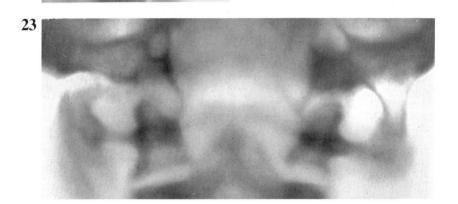

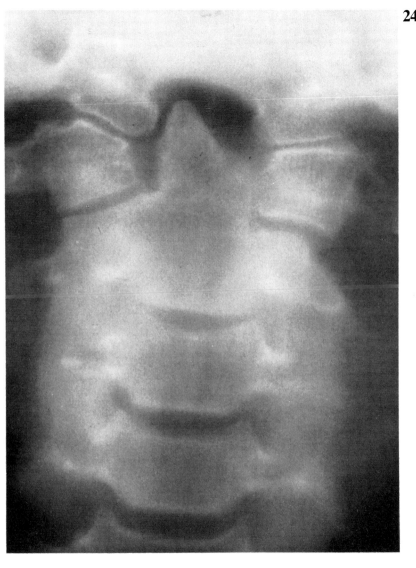

25

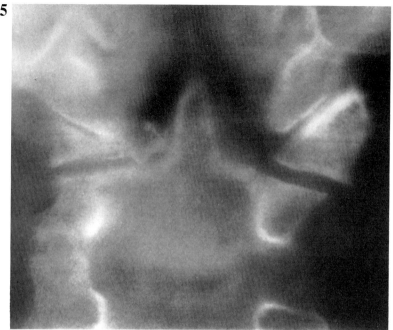

26

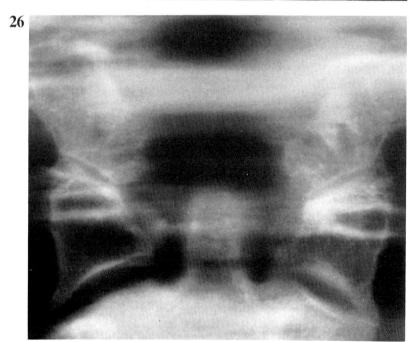

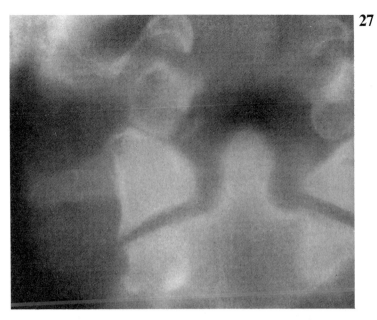

27

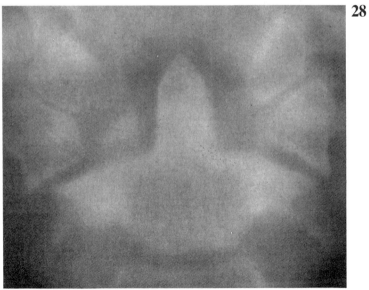

28

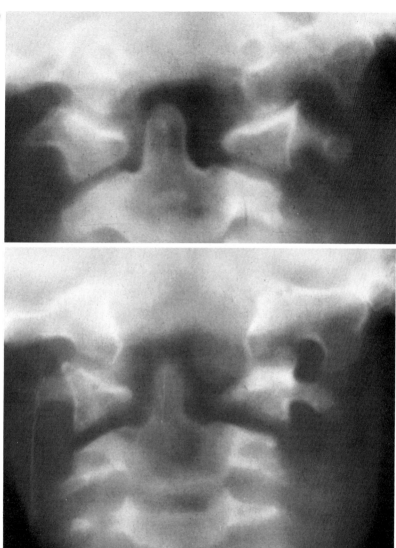

29

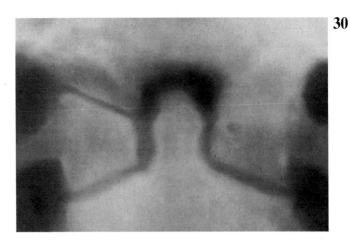

30

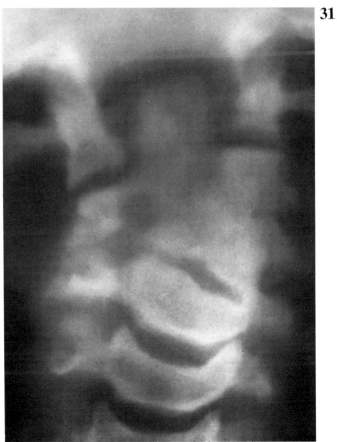

31

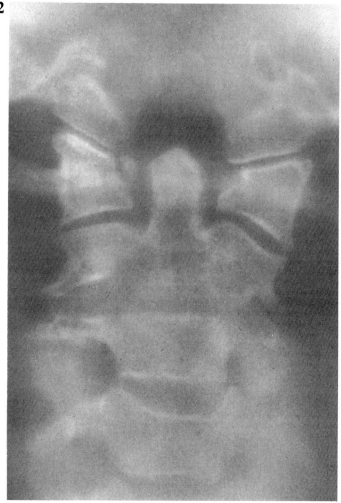

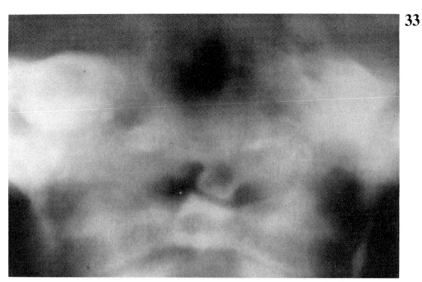

33

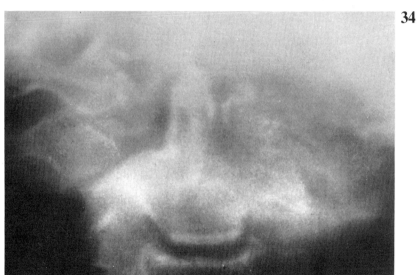

34

35

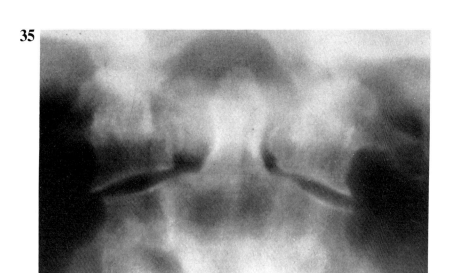

36

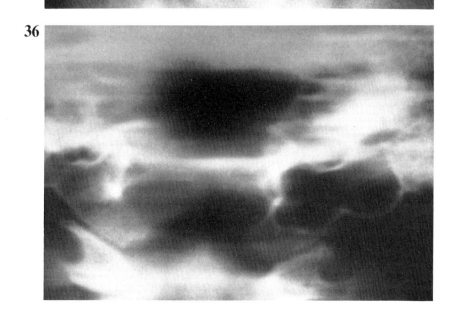

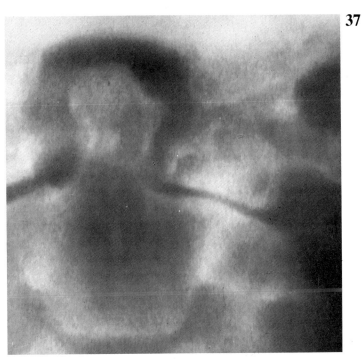

37

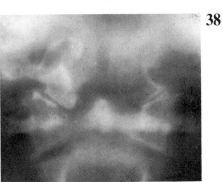

38

39

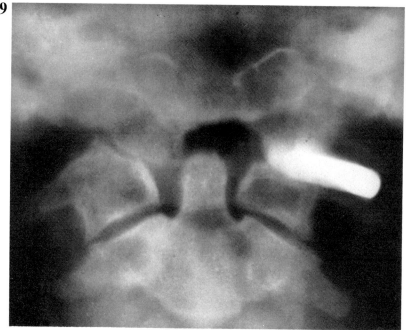

40

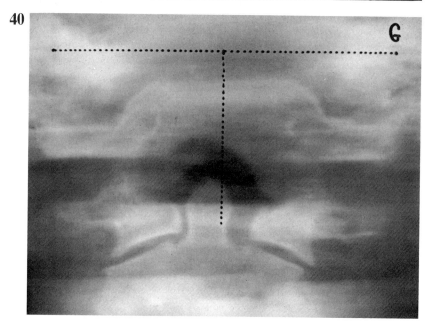

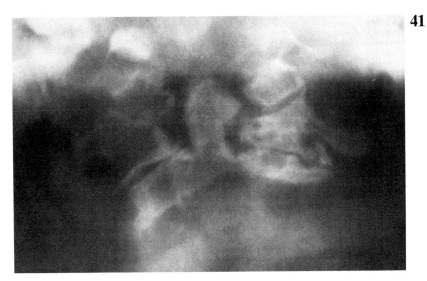

41

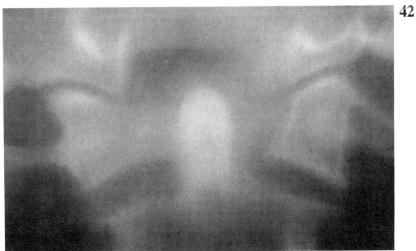

42

43

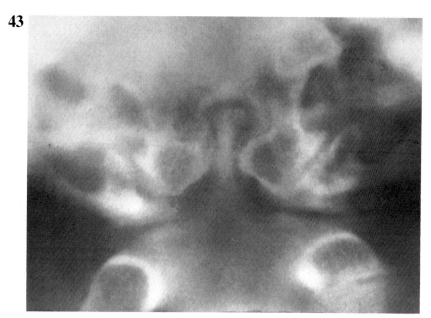

44

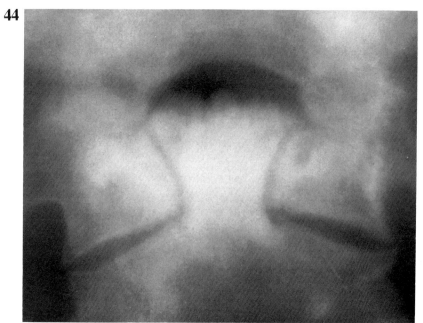

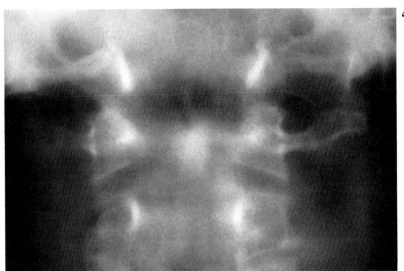

45

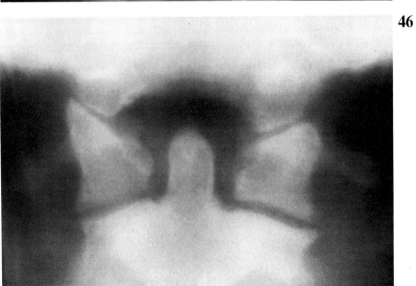

46

47

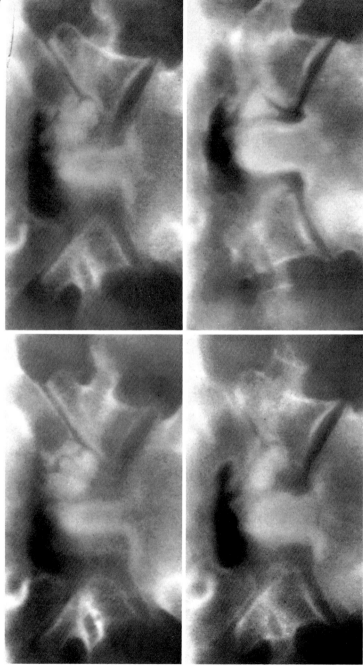

32

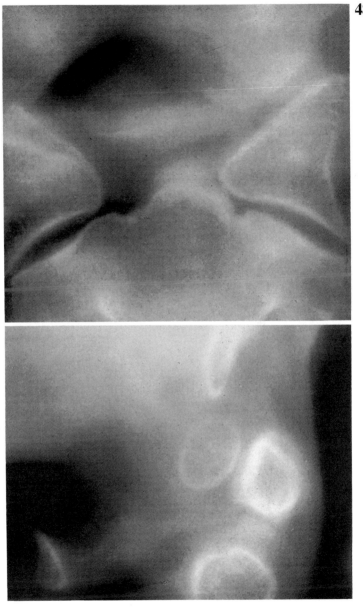

49

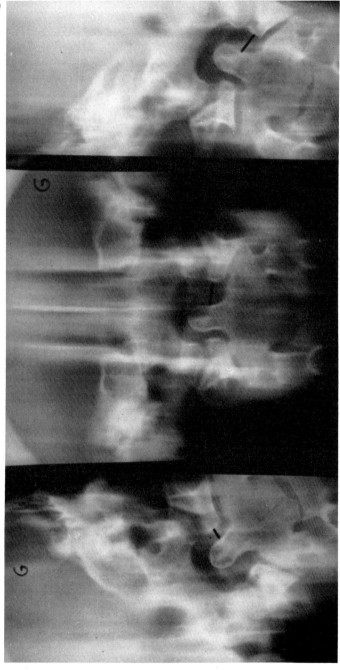

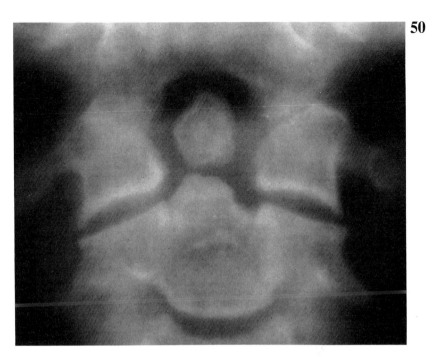

50

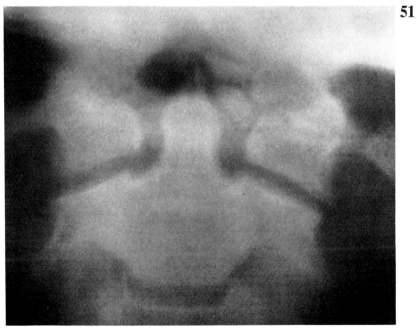

51

52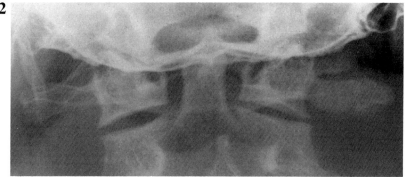

53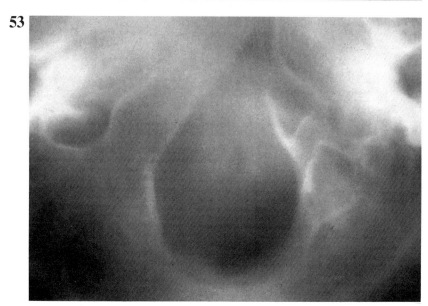

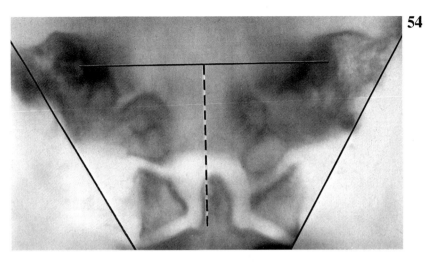

54

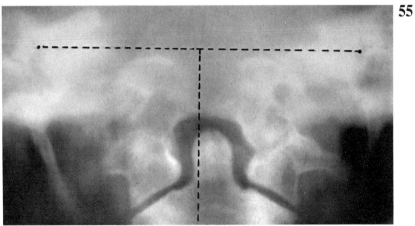

55

56

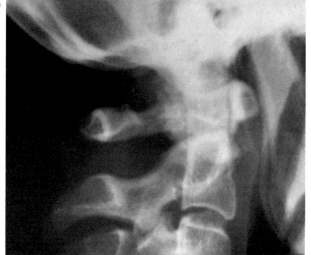

57

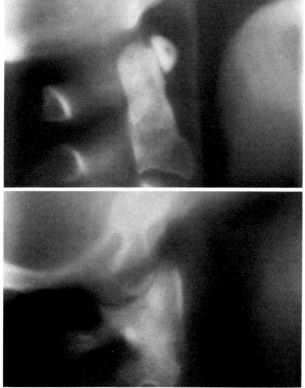

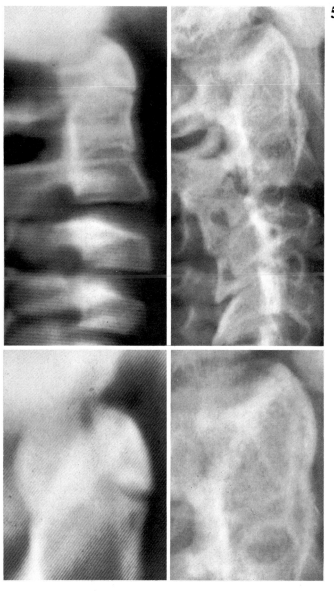

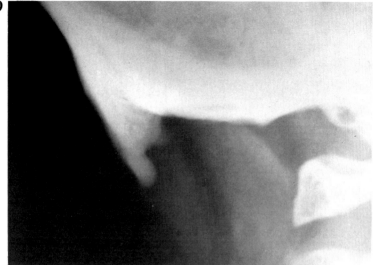

59

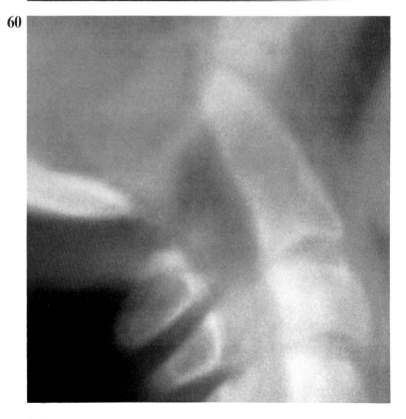

60

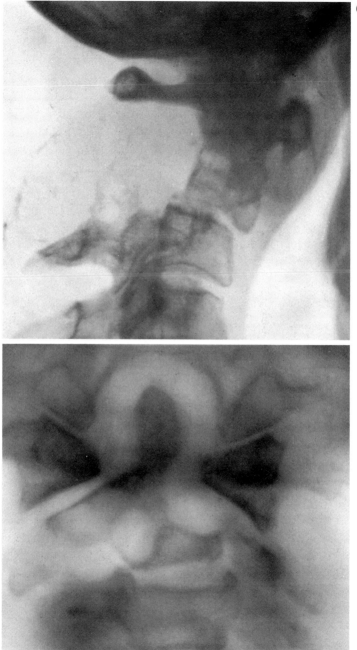

62

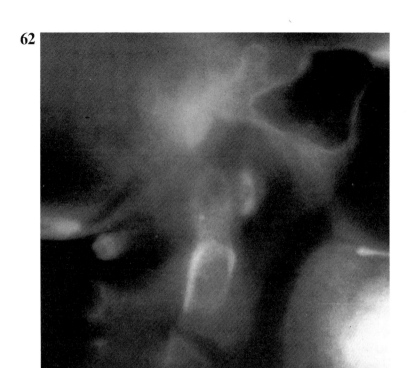

63

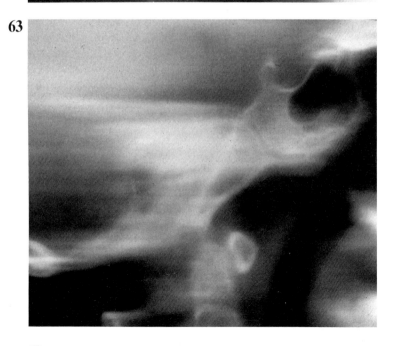

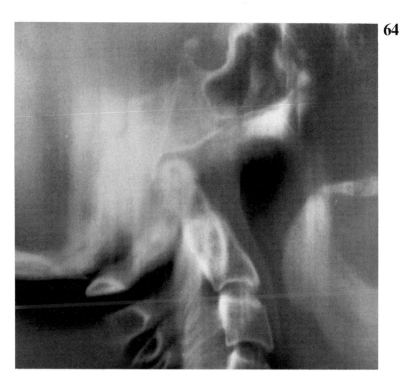

64

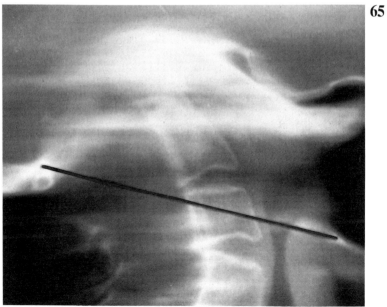

65

66

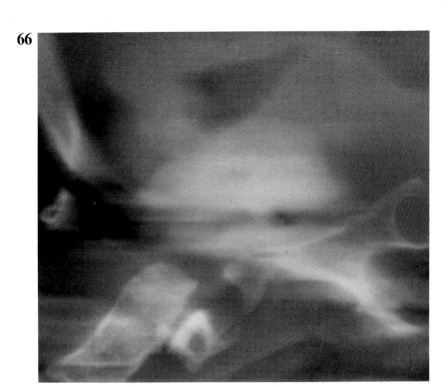

67

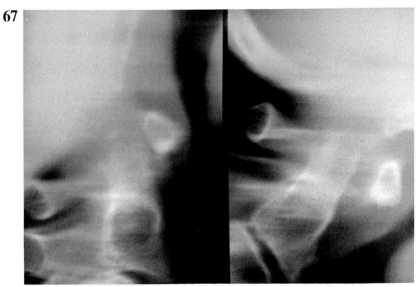

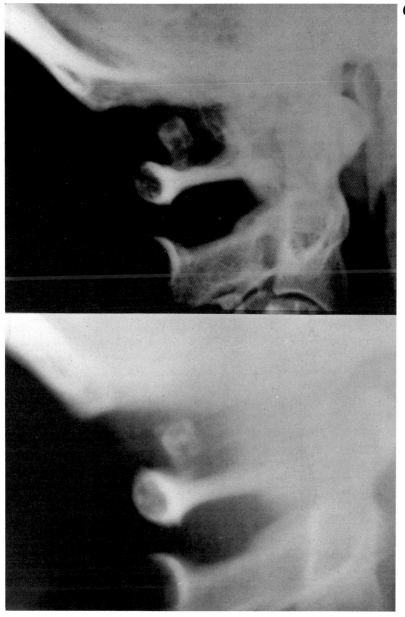

69

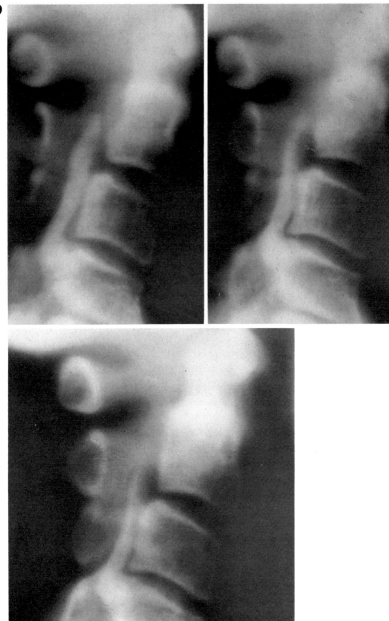

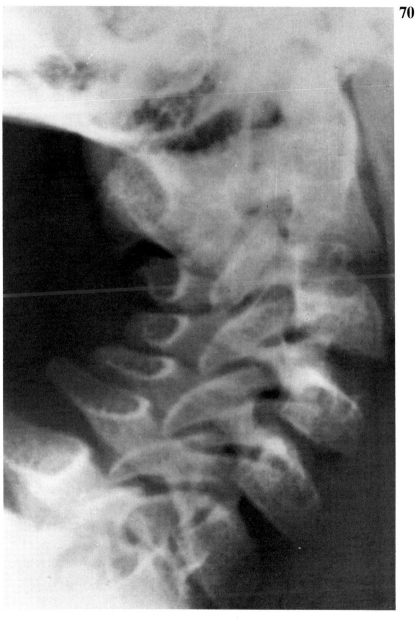

71

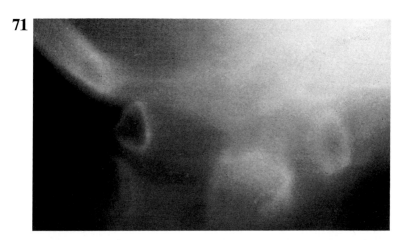

72

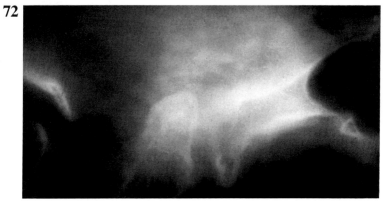

73

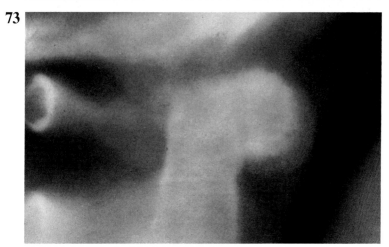

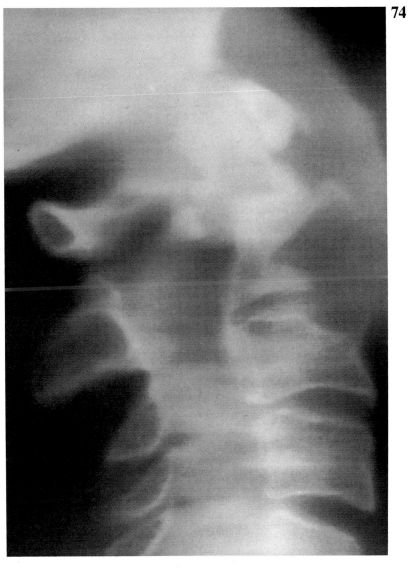

75

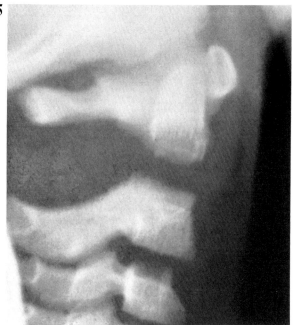

76

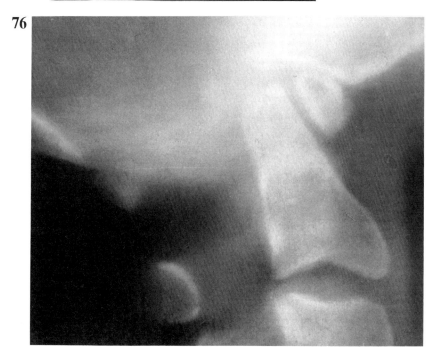

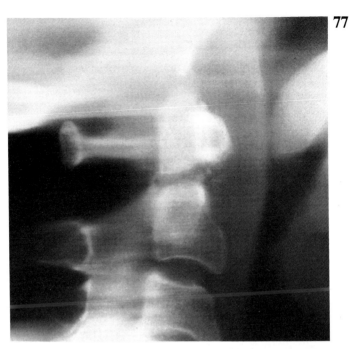

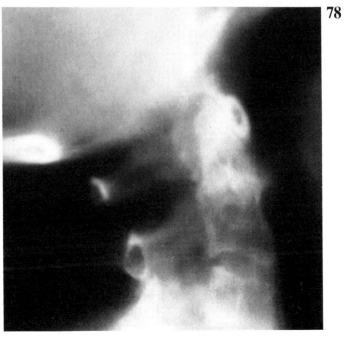

79

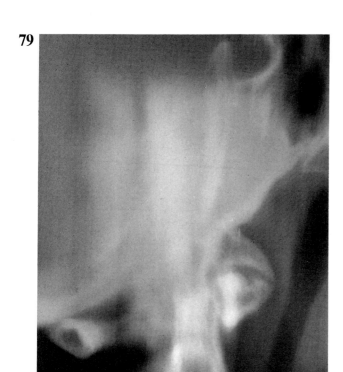

80

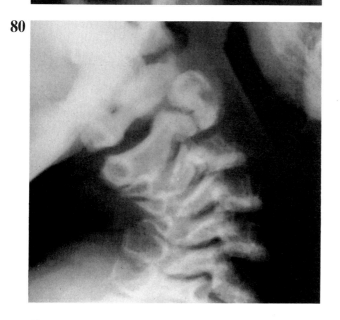

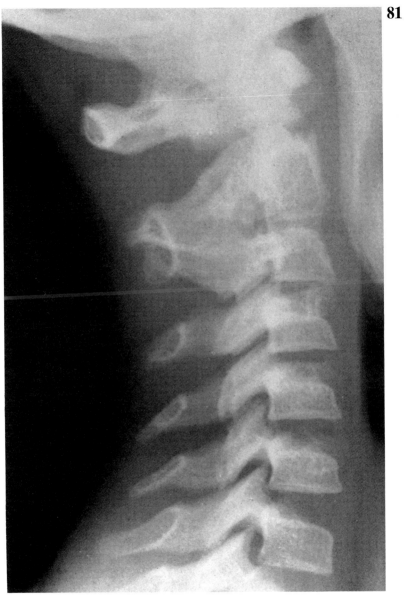

82

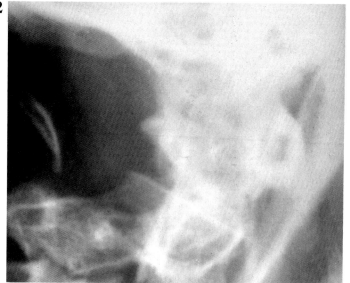

83

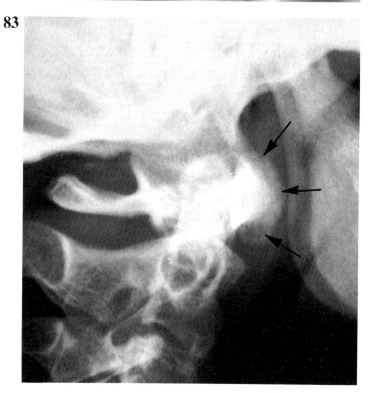

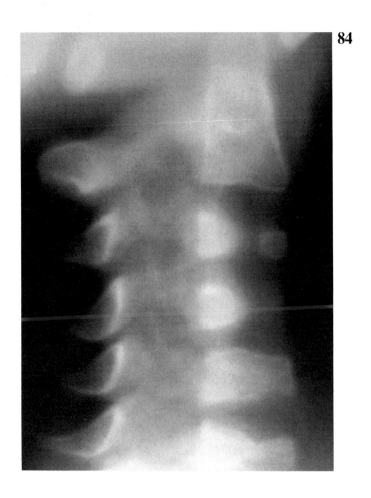

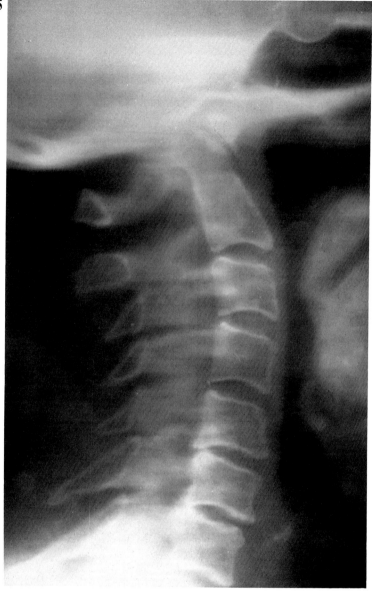

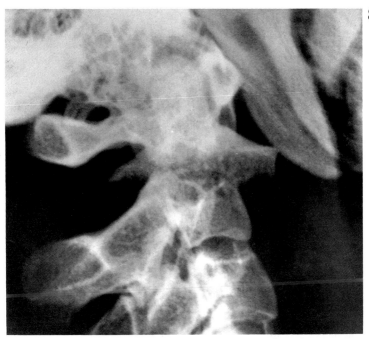

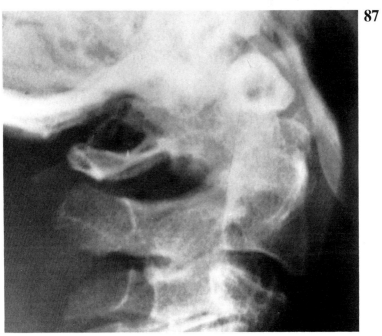

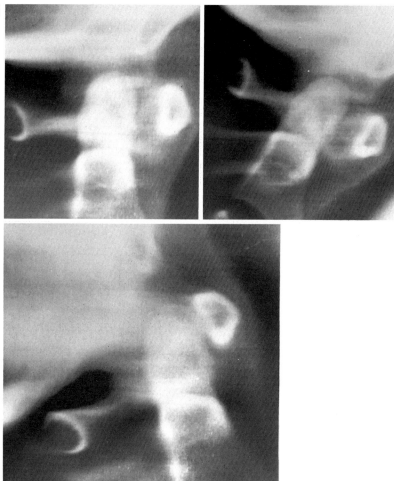

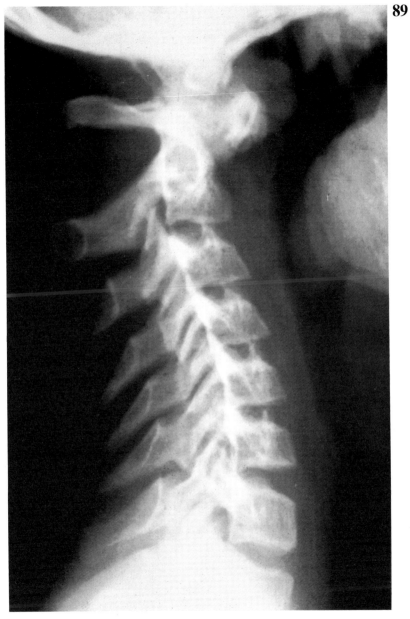

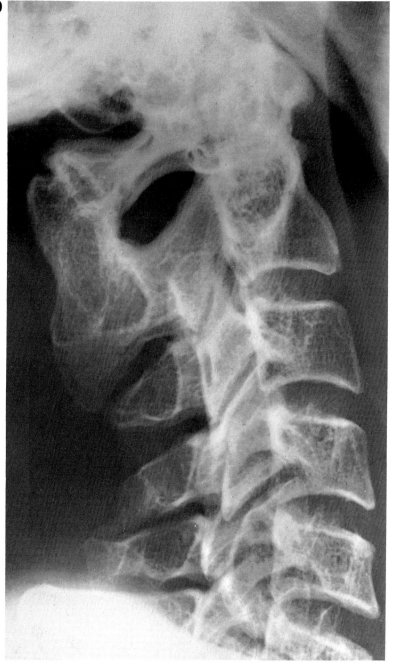

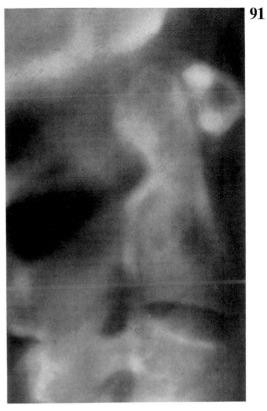

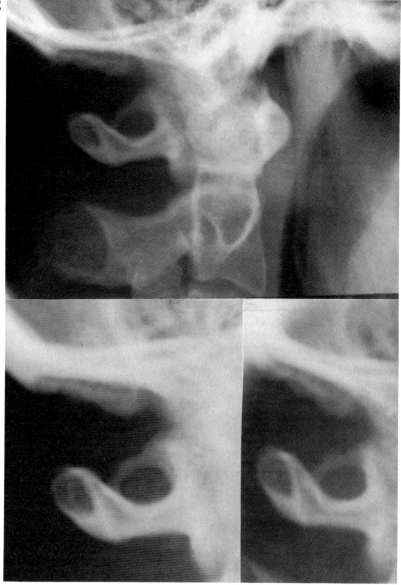

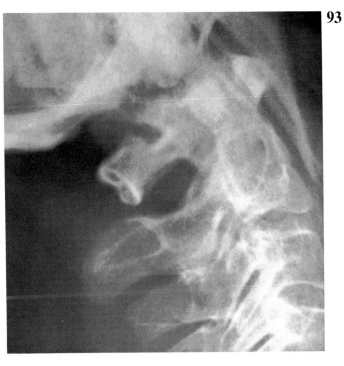

93

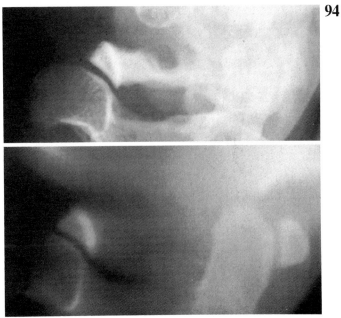

94

95

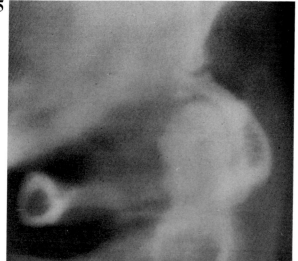

96

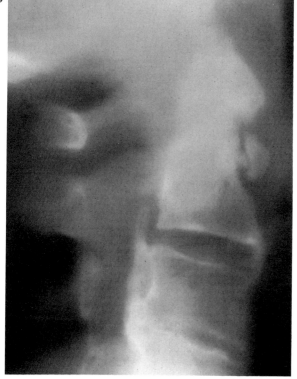

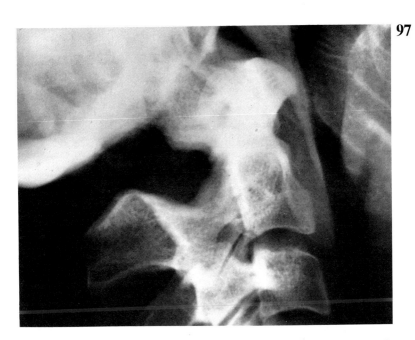

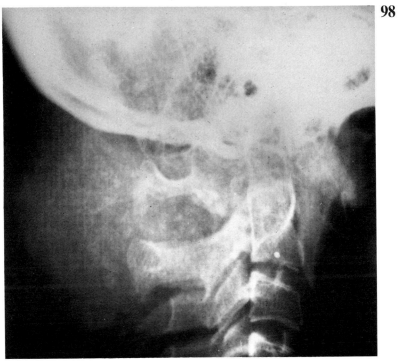

99

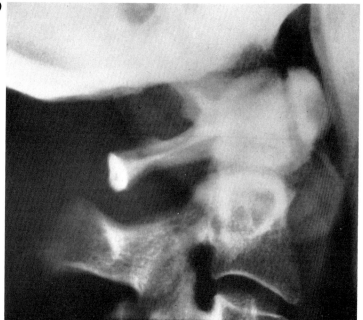

100

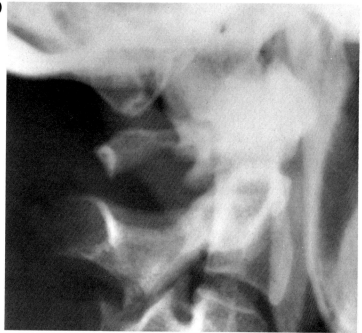

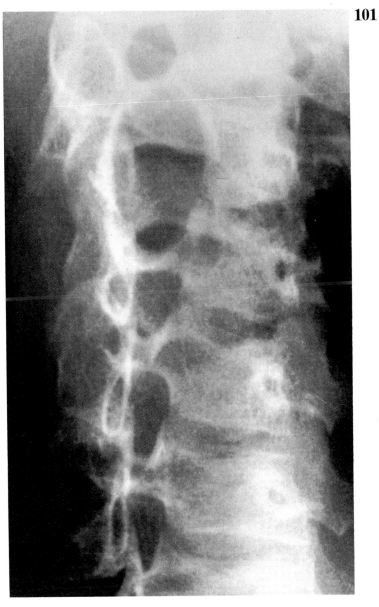

102

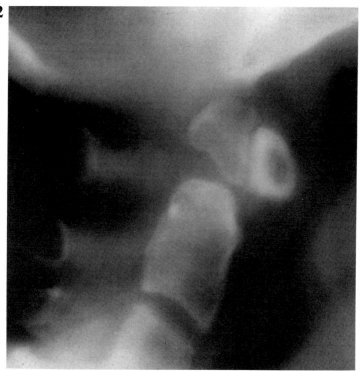

103

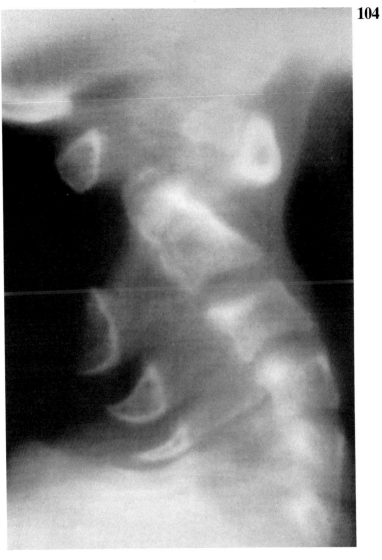

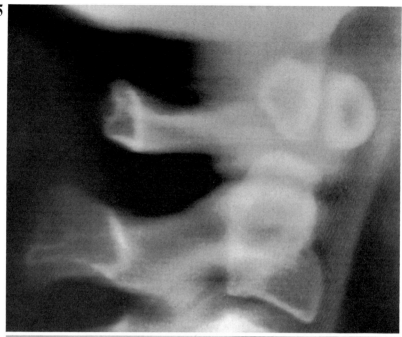

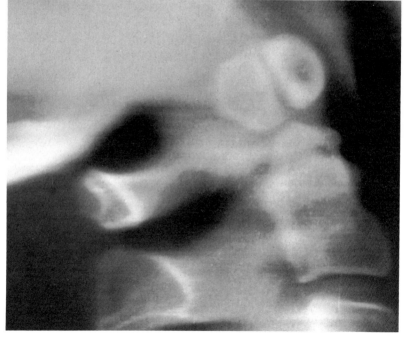

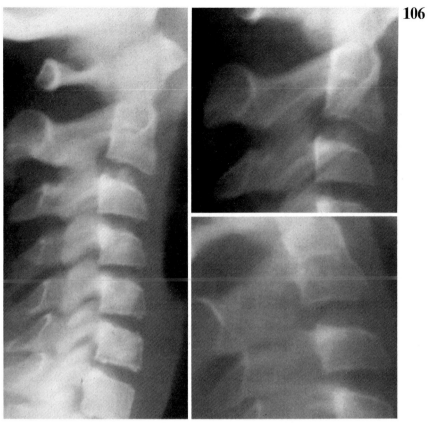

107

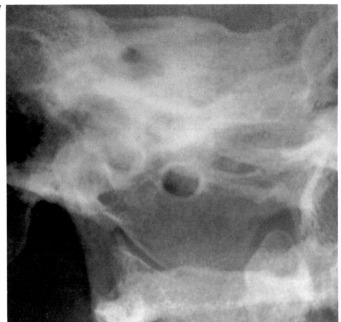

108

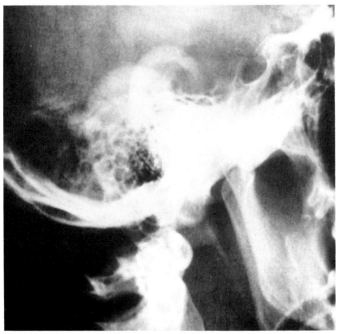

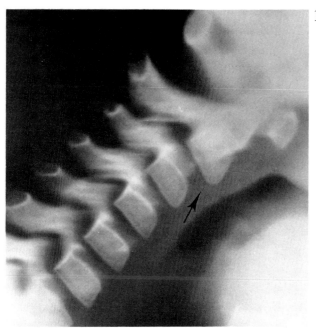

109

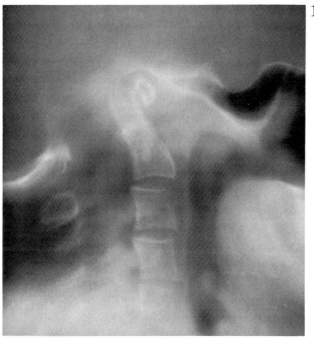

110

111

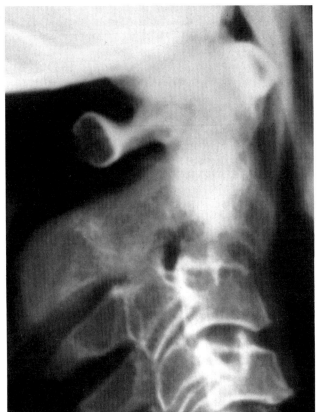

112

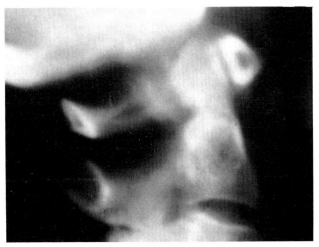

74

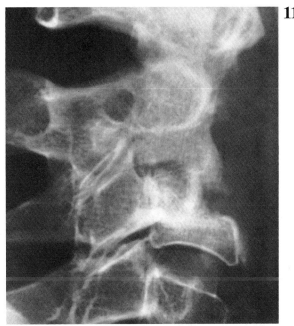

113

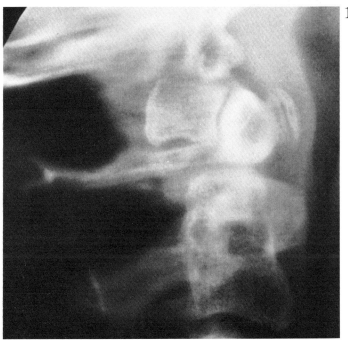

114

115

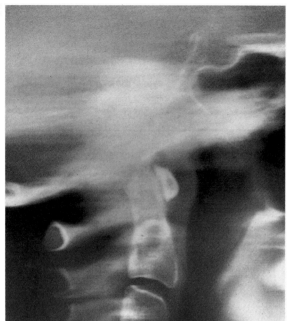

116

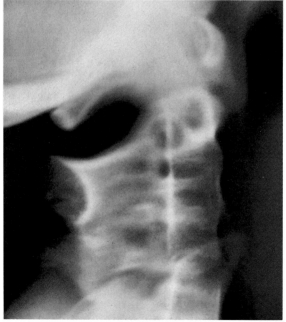

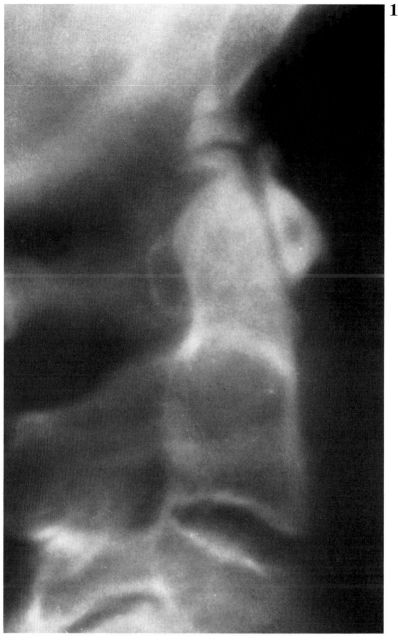

118

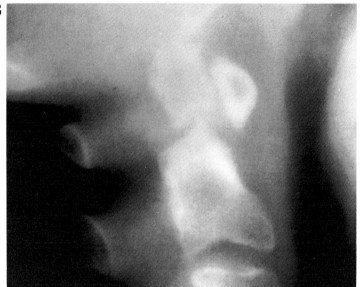

119

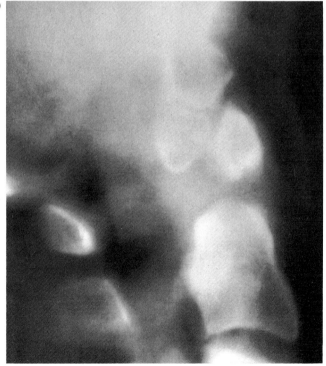

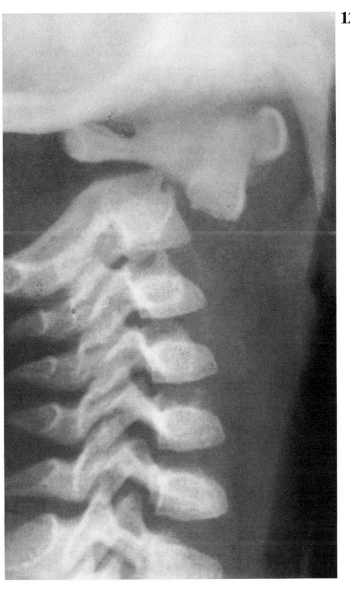

125

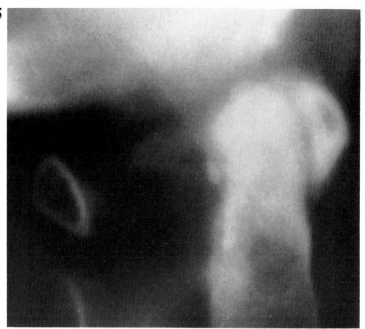

126

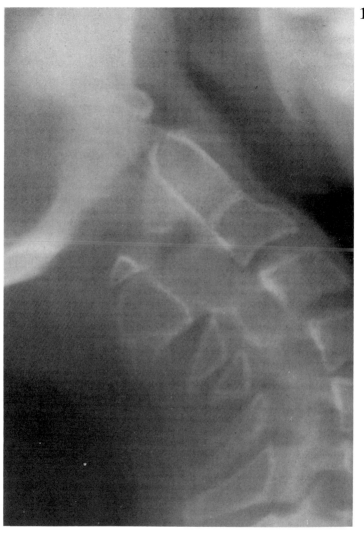

128

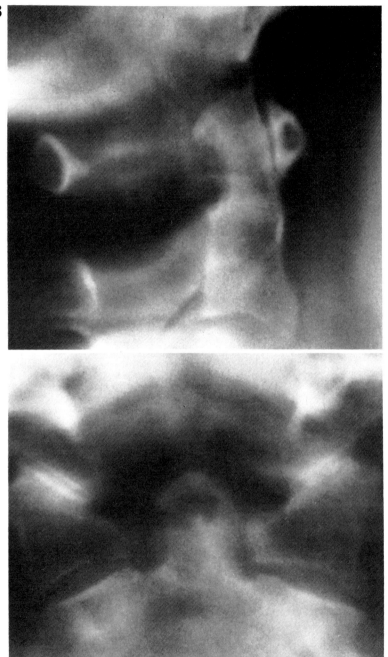

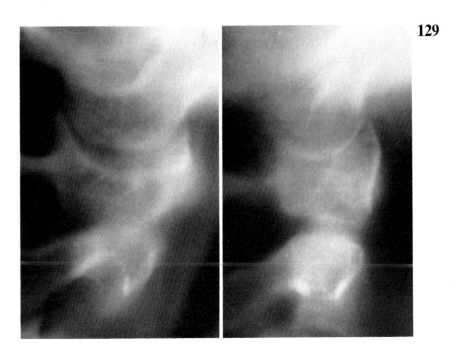

129

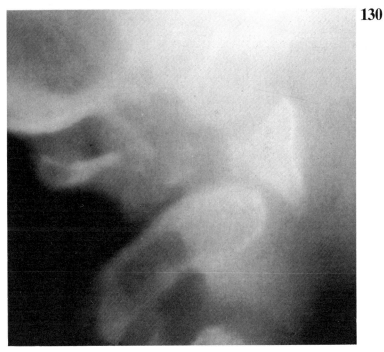

130

131

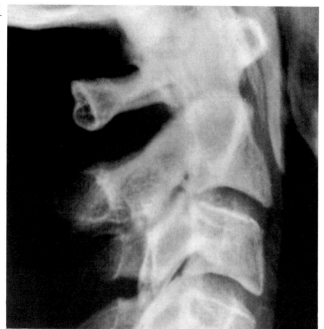

132

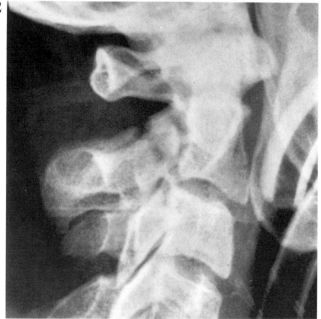

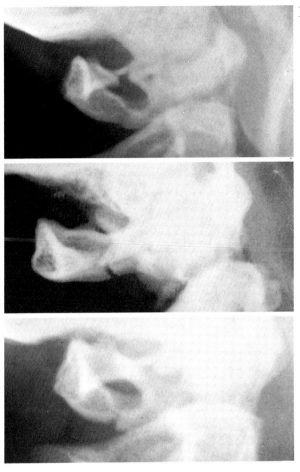

134

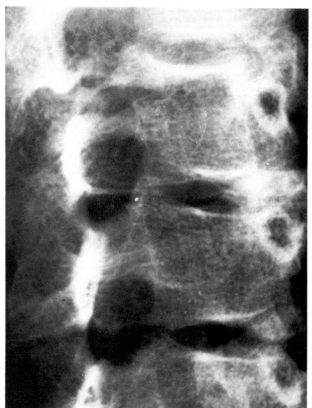

135

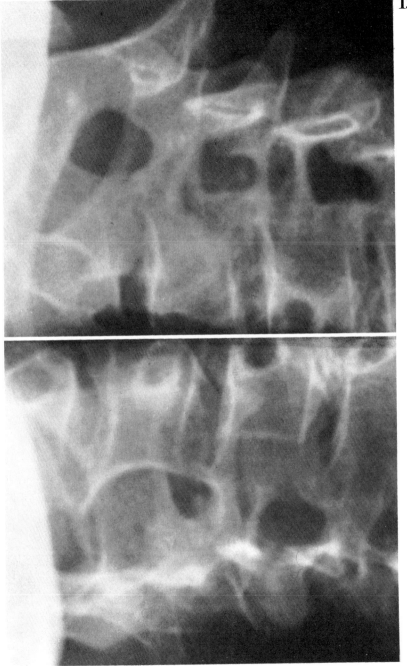

137

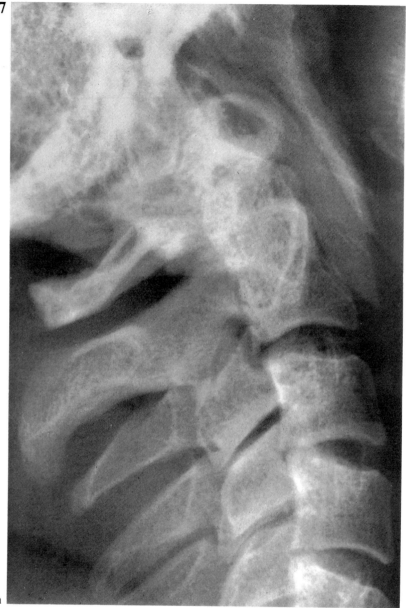

a

92

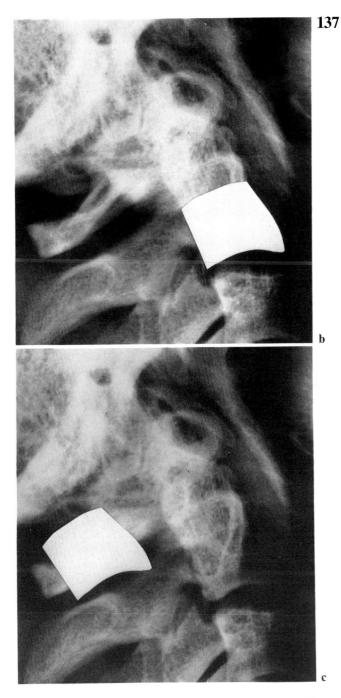

b

c

138

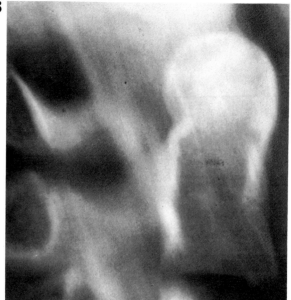

139

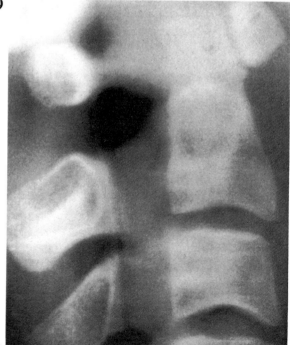

a

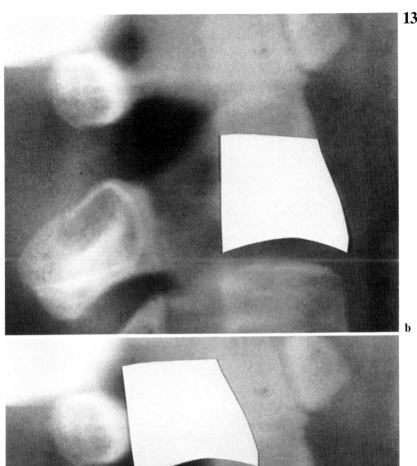

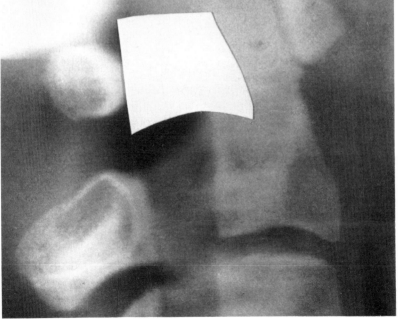

b

c

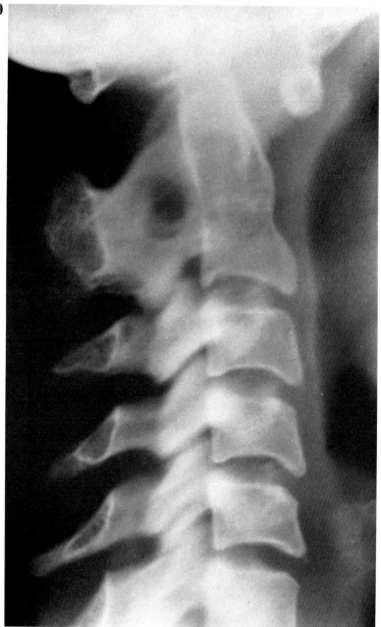

a

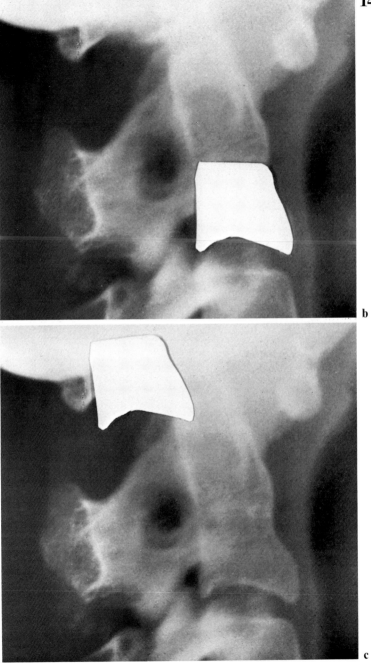

b

c

141

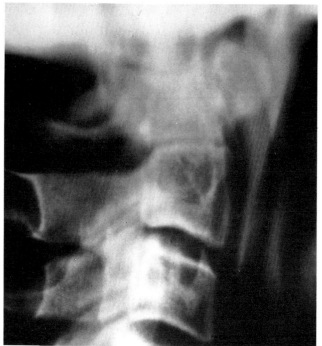

142

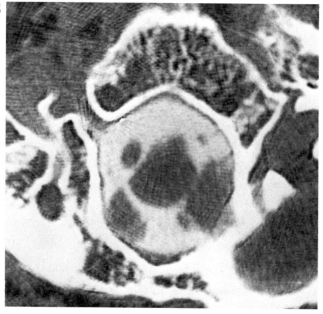

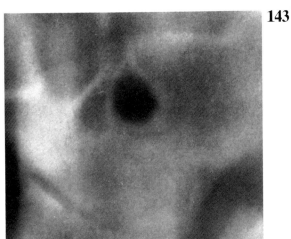

143

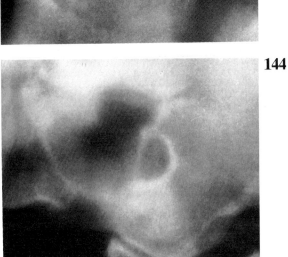

144

145

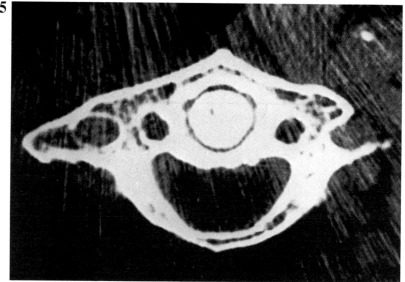

146

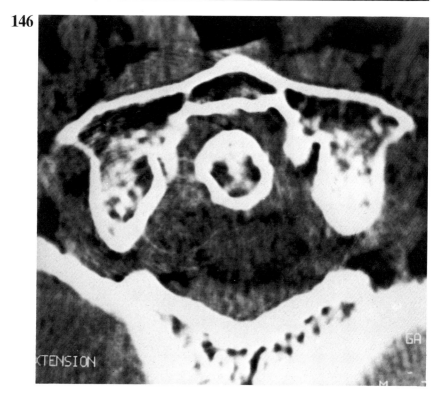

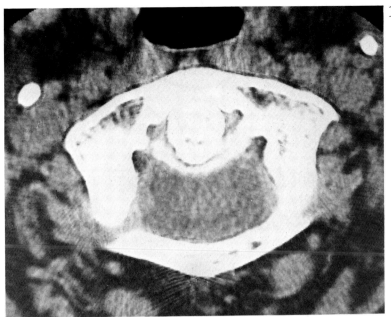

147

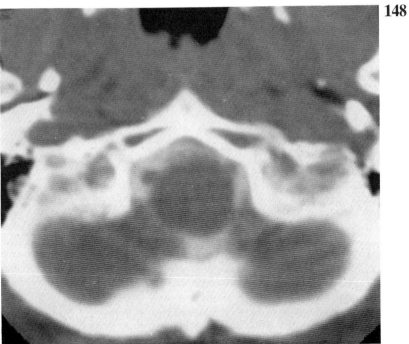

148

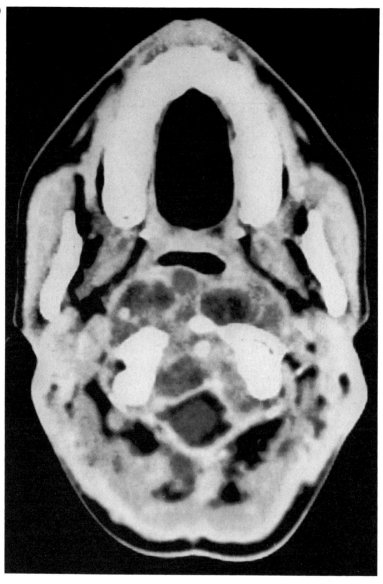

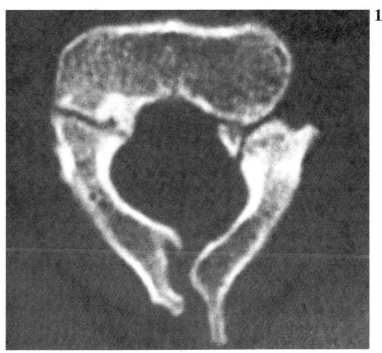

150

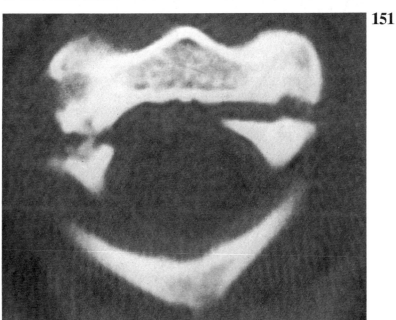

151

152

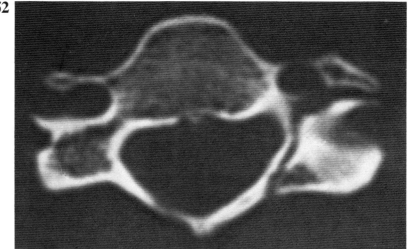

153

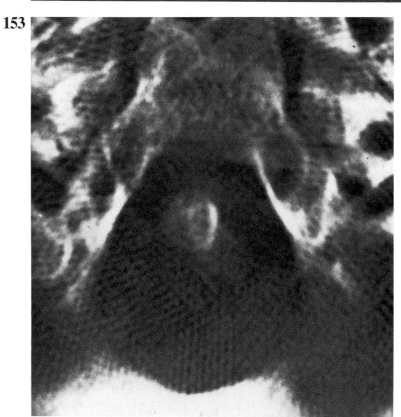

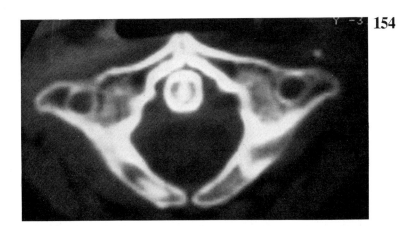

154

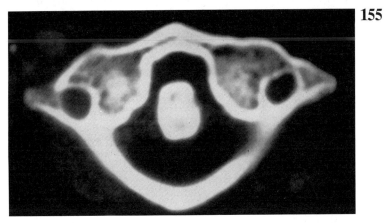

155

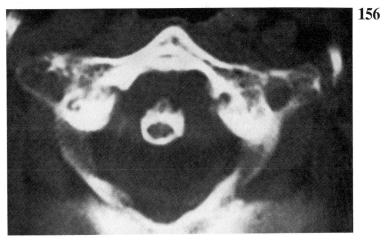

156

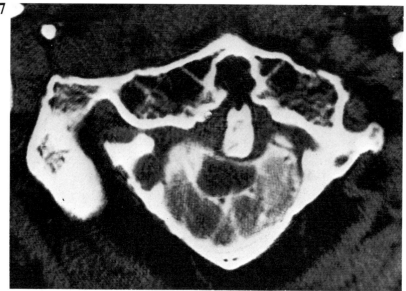

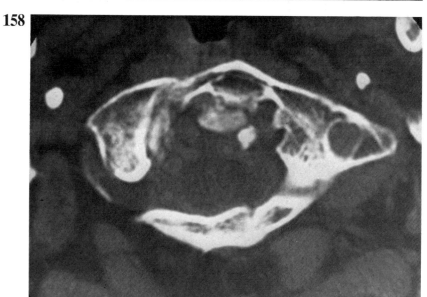

2. Teil

Text und Schemata

Konventionelle Frontalaufnahme

In verschiedenen Projektionen (Schädelaufnahmen, HWS mit und ohne Verwischung des Unterkiefers ...) sind die Strukturen des Schädel-Hals-Übergangs sichtbar. Diese Bilder haben alle den großen Nachteil von Überlagerungen, so daß der Kommentar sehr streng und restriktiv (nicht alle Zeichen sind lesbar) und die Interpretation dieses Kommentars sehr vorsichtig sein soll. Beim geringsten Zweifel wird die Information durch konventionelle oder Computertomographie vervollständigt.

Das Bild wird in sechs Etappen gelesen. Selten ist jede Etappe vollständig lesbar. Die Analyse soll jedoch danach streben, alle aufgeführten radioanatomischen Strukturen zu erkennen.

In den sechs analytischen Sequenzen (Etappen) werden wir keine Hilfslinien oder Winkel angeben. Wir geben sie absichtlich getrennt an, denn außer der radio-anatomischen Analyse kann man verschiedene geometrische Hilfsmittel hinzuziehen. Wir benutzen die bidigastrische (Fischgold u. Metzger 1961) und

1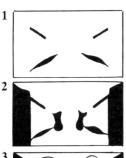

Vier in „X"-Form angelegte Gelenkspalten begrenzen die drei knöchernen Elemente des Schädel-Hals-Übergangs: Hinterhaupt, Atlas, Axis.

2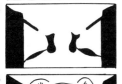

Seitliche Ausrichtung von Condylus, Atlas und Axis. Zu gleicher Zeit wird die Symmetrie der Räume zwischen Processus odontoideum und Massa lateralis atlantis geprüft.

3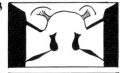

Untersuchung der occipitalen Kondylen: Tuberculum occipitalis, Canalis hypoglossi, Foramen magnum, Basion (Größe, Form, Symmetrie und Struktur).

4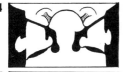

Atlas: Massa lateralis, Tuberculum des Ligamentum transversum, Querfortsatz (Größe, Form, Symmetrie und Struktur).

5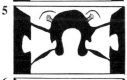

Axis: Dens, Corpus (Größe, Form, Symmetrie und Struktur).

6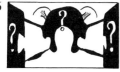

Weichteile: Dichte, Stärke, Verkalkung.

intervestibuläre (Wackenheim 1966) Linie (Bild 3). Diese Linien helfen zur Diagnose von basilärer Impression im Frontalbild (bidigastrische Linie) und von Asymmetrien des Hinterhauptbeines und von Atlas und Axis (intervestibuläre Linie). Sie sind aber keineswegs unentbehrlich zum Erkennen dieser Anomalien, die auch ohne oder mit Hilfe anderer Linien identifiziert werden können.

Wir schlagen sechs Etappen vor, die eine schnelle und wirksame Analyse des Bildes ermöglichen.

1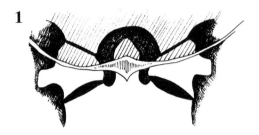

Als erste Übung schlage ich Ihnen das Bild 1 vor.

Es handelt sich um ein lehrreiches Dokument der praktischen Röntgenologie. Beim Lesen der sechs Sequenzen stellen Sie jedoch fest, wie minderwertig die Informationen sind.

Kommentar:
- viele normale Strukturen,
- keine anormalen Strukturen,
- verschiedene Strukturen sind ungenügend dargestellt und entziehen sich einem befriedigenden Lesen.

Interpretation: Anscheinend normale Untersuchung aber von niedrigem technischem Niveau.

2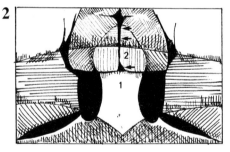

Lesen Sie jetzt die sechs Sequenzen auf dem Bild 2.

Kommentar: Die Etappen 1, 2, 3, 4 und 6 zeigen normale Verhältnisse.

5 (1) Erhöhte Dichte des Processus odontoideum. Ein erfahrener Radiologe weiß, daß es sich dabei um die normale Überlagerung des vorderen Atlasbogens handelt.

5 (2) Ein Spalt im Gipfel des Odontoid. Hier haben Sie auch aus Erfahrung erkannt, daß es sich um den Spalt zwischen den beiden oberen Schneidezähnnen handelt.

Interpretation: Anscheinend normale Untersuchung. Es fehlt jedoch jegliche Information über die atlanto-okzipitalen Gelenke, über die Kondylen und den caudalen Abschnitt des Axiskörpers.

110

Untersuchen Sie Bild 3, das Sie mit den zwei in der Praxis wichtigen Linien **3** bekannt macht. Diese Linien werden auf tomographischen Bildern eingezeichnet.

1) *Bidigastrische Linie*
Sie zieht von einem Sulcus digastricus zum anderen. Diese Linie gibt die obere Grenze des Verlaufs der Schädelbasis an. Die Schädelbasis mit den Kondylen zieht nämlich *unter* dieser Linie schräg zur Mittellinie. Bei basilärer Impression ist die Schädelbasis parallel oder sogar *ansteigend* in bezug auf die bidigastrische Linie.

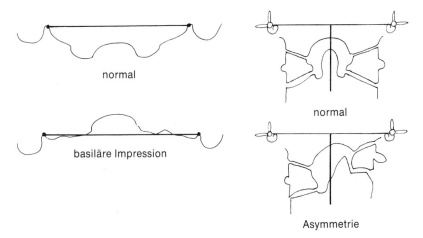

normal

basiläre Impression

normal

Asymmetrie

2) *Intervestibuläre Linie*
Eine erste Linie zieht von einer utriculosacculären Aufhellung zur anderen (bivestibuläre Linie). Eine zweite Linie wird senkrecht in der Mitte der ersten gezogen und bildet die Mittellinie des Foramen magnum, des Processus odontoideum und des Axiskörpers.

Diese beiden Linien reichen meines Erachtens als geometrische Hilfsmethoden am Frontalbild des Schädel-Hals-Übergangs aus.

Nach der Analyse der sechs Sequenzen im Bild 4 schreiben Sie bitte Kommentar und Interpretation nieder. **4**

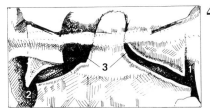

Sollte diese Übung für Sie zu schwierig sein, so schlage ich Ihnen eine kleine Vorbereitung vor. Im folgenden Schema werden nämlich die Verschiebungen (Luxationen und Subluxationen) des Atlas und des Axis (Seitenverschiebung und Rotation) angegeben. Drei Regeln können alle Schwierigkeiten aufheben.

1. Im Falle einer seitlichen Verschiebung sind Atlas und Axis nicht mehr ausgerichtet und die Verschiebung ist harmonisch.
2. Bei Rotation bleibt eine Seite ausgerichtet, die andere nicht. Der gedrehte Wirbel steht zurück.
3. In allen pathologischen Fällen muß nach der Stabilität oder Instabilität der Anomalie gefahndet werden (Reposition und Inversion), mit Hilfe von Funktionsaufnahmen.

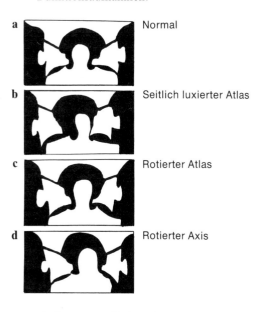

a Normal

b Seitlich luxierter Atlas

c Rotierter Atlas

d Rotierter Axis

Selbstverständlich stellt sich die Frage der Beschreibung einer Rotation. Die Schwierigkeit ist sehr einfach zu veranschaulichen, wenn Sie irgend ein Objekt in die Hand nehmen und ihm eine Drehung geben. Sehr leicht stellen Sie fest, daß, wenn der vordere Teil des Objekts sich nach rechts dreht, sich der gegengesetzte hintere Teil nach links dreht. Es wird verständlich, daß eine seitliche Beschreibung der Drehung nicht möglich ist.

Gehen wir zum Schema eines Wirbels über. Ob Sie nun seine ventrale (1) oder dorsale (2) Seite betrachten: in beiden Fällen besteht das allgemeine Problem der Beschreibung seiner Drehung. Wir sprechen besser von „horär" (im Uhrzeigersinn) und „antihorär" (gegen den Uhrzeigersinn). Im Beispiel unseres Schemas dreht der Wirbelkörper (3) vom Patienten aus gesehen antihorär und nach links. Mit derselben Bewegung dreht jedoch der Dornfortsatz (4) nach rechts. Seine Drehung ist ebenfalls antihorär, so daß wir auf eine antihoräre Drehung des Wirbels schließen können.

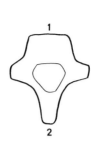

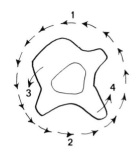

Untersuchen Sie jetzt das Bild 4. Unter Anwendung der ersten Regel haben Sie folgenden Kommentar und folgende Interpretation geschrieben:

Kommentar: Seitlicher Rückstand des Atlas links (1) und Überlagerung rechts (2). Korrelative Asymmetrie der Räume zwischen Massae laterales und Dens (3).

Interpretation: Spezifisches Bild einer Subluxation des Atlas nach rechts. Zwei Mechanismen können zu dieser Fehlstellung führen: ein Trauma (fixierte Subluxation) oder Schlaffheit der Ligamente (reponierbare Subluxation). Um beide Situationen zu unterscheiden, werden Funktionsaufnahmen mit Seitenneigung des Kopfes angefertigt (siehe Fall 42).

Gehen Sie nun zum Bild 5 über und schreiben Sie den Kommentar und die Interpretation nieder.

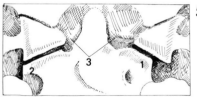

Bei der ersten Leseetappe haben Sie schon die veränderte Disposition der Gelenkspalten notiert. Erst in der zweiten Etappe stoßen Sie jedoch in der Regel auf die einseitige Störung der Ausrichtung von C1 und C2. Bei dieser Störung handelt es sich um eine Rotation des Axis, der links zurücksteht (1) und rechts gut ausgerichtet ist (2). Dabei sind auch die Räume zwischen Atlas und Dens asymmetrisch. Es sei dabei daran erinnert, daß „der gedrehte Wirbel zurücksteht" (zweite Regel, Seite 112).

Kommentar: Axisrotation.

Interpretation: Das Röntgenbild allein erlaubt es nicht, über Mechanismus, Modalität oder Ätiologie dieser Rotation zu urteilen. Dazu sind noch andere Untersuchungen nötig.

113

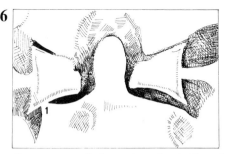

6

Untersuchen Sie nun Bild 6. Schreiben Sie den Kommentar und die Interpretation nieder.

Die x-förmige Disposition der Gelenkspalten ist gestört sowie die Ausrichtung am rechten Wirbelrand (erste und zweite Etappe). Das Schema auf Seite 112 führt zur Diagnose einer Axisrotation.

Kommentar: Axisrotation, durch Zurückstehen des Axiskörpers charakterisiert (1).

Interpretation: Dieses Bild allein erlaubt es nicht, Mechanismus, Modalität und Ätiologie der Axisrotation zu klären. Weitere Untersuchungen sind dazu unentbehrlich.

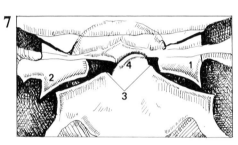

7

Untersuchen Sie nun das Bild 7 und schreiben Sie den Kommentar und die Interpretation nieder. Um Sie jetzt auf die weiteren Übungen vorzubereiten, bekommen Sie beide, die konventionelle und die tomographische Aufnahme, zu lesen. Es wird daran erinnert, daß jedes Bild des Schädel-Hals-Übergangs, das konventionelle und das tomographische, anhand der sechs vorgeschlagenen Sequenzen gelesen werden kann.

Kommentar:
– Rückstand der linken Massa lateralis atlantis (1);
– harmonische Überlagerung rechts (2);
– harmonische Asymmetrie der Räume zwischen Odontoid und Atlas (3);
– unterentwickelter Processus odontoideum der stumpfartig erscheint (4).

Interpretation: C1–C2 Dislokation mit Luxation des Atlas nach rechts (vom Axis aus gesehen) in einem Fall von kongenitaler Densaplasie.

Jetzt sind Sie imstande, ein konventionelles frontales Röntgenbild des Schädel-Hals-Übergangs zu untersuchen, denn Sie beherrschen zwei Grundsätze:
– Die sechs Sequenzen müssen in einer für die Effektivität der Wahrnehmung logischen Reihenfolge gelesen werden;
– das nichttomographische Bild ist wenig informativ, so daß Sie sehr streng sein müssen beim Kommentar und sehr vorsichtig in der Interpretation. Deshalb werden Sie oft zur Tomographie greifen.

Nur zwei Hilfslinien sind notwendig im Frontalbild (siehe Bild 3). Ich rate strengstens ab, die Linien auf nichttomographische Bilder des Schädel-Hals-Übergangs anzuwenden.

Frontale Tomographie

Die sechs Lesesequenzen werden auf diese Bilder angewendet. Man unterscheidet prinzipiell drei Schichtebenen:
1. die vordere oder ventrale Ebene mit Basion und vorderem Atlasbogen,
2. die mittlere Ebene mit Processus odentoideum und den Massae laterales atlantis,
3. die hintere oder dorsale Ebene mit dem hinteren Atlasbogen.

Die meisten Informationen erhält man auf der mittleren Schichtebene: Kondyl, mit Canalis hypoglossi, Gelenkspalten zwischen Kondylen und Atlas und zwischen Atlas und Axis, Massae laterales atlantis und Axis. Auf dieser Ebene findet man auch die utriculosacculäre Aufhellung des Vestibulum, so daß die Möglichkeit gegeben ist, die intervestibuläre Linie zu lokalisieren (Seite 111).

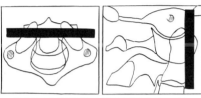
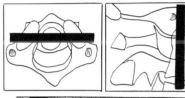
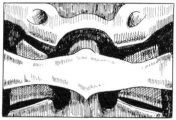
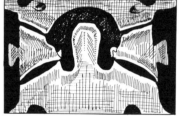

Vordere oder ventrale Ebene durch den vorderen Atlasbogen

Mittlere Ebene durch Dens und Massae laterales atlantis

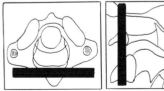
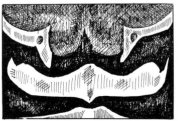

Hintere oder dorsale Ebene durch den hinteren Atlasbogen

115

8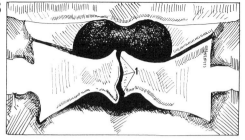

Sehr wahrscheinlich hat der Leser das Bild des vorderen oder ventralen Schnittes des Schädel-Hals-Übergangs erkannt (Skizze auf Seite 115). Auch hat der Leser wohl bemerkt, daß es sich um einen pathologischen Fall handelt.

Kommentar: Medialer Spalt im vorderen Atlasbogen (1).

Interpretation: Die Fehlbildung kommt dadurch zustande, daß die beiden sekundären Ossifikationszentren des vorderen Atlasbogens nicht verschmolzen sind.

Um Klarheit zu schaffen, wollen wir die Ossifikationszentren von Atlas und Axis schematisieren. Aus diesem Schema werden die vielseitigen Variationen besser verständlich.

Die primären Ossifikationszentren sind weiß, die sekundären schraffiert. Die Anomalie des Falles 8 kann auch im Lateralbild sichtbar sein (siehe Fall 73).

Wenn nur der hintere Atlasbogen offenbleibt, spricht man von Spina bifida. Wenn beide, der vordere und der hintere Atlasbogen, offenbleiben, spricht man von „split atlas" (siehe Fall 154).

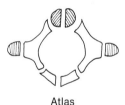

Atlas
(axial gesehen)

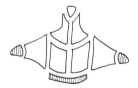

Axis
(frontal gesehen)

9 Untersuchen Sie das Röntgenbild 9 und schreiben Sie den Kommentar und die Interpretation nieder.

Es handelt sich um eine axiale Tomographie. Sie haben wohl alles verstanden.

Kommentar: Persistierender Spalt im vorderen Atlasbogen.

Interpretation: Fehlbildung durch Nichtverschmelzen beider sekundärer Zentren des vorderen Atlasbogens.

Untersuchen Sie das Röntgenbild 10. Schreiben Sie den Kommentar und die **10** Interpretation nieder.

Um Ihnen die Sache zu erleichtern, sind zwei praktisch nützliche Linien eingezeichnet. Sie können sie mit den Skizzen auf Seite 111 vergleichen.

Kommentar: Die Schädelbasis ist beiderseits zur Mittellinie ansteigend, so daß sie die bidigastrische Linie überlagert. Die intervestibuläre Linie veranschaulicht die Symmetrie der Fehlstellung der hinteren Schädelgrube.

Interpretation: Angeborene Fehlbildung, die als basiläre Impression bezeichnet wird und die durch eine Unterentwicklung der basalen Teile des Hinterhauptes entsteht. Schematisch ist diese Fehlbildung im Fall 3 dargestellt.

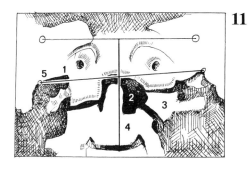

Untersuchen Sie das Röntgenbild 11 und schreiben Sie den Kommentar und die Interpretation nieder.

Von vornherein sind Sie hier von der Asymmetrie des Schädel-Hals-Übergangs beeindruckt. Um sie zu überwinden, werden Sie wohl die intervestibuläre Linie zu Hilfe gezogen haben. Das Inventar der Fehlbildungen wird systematisch durch die Lesesequenzen auf Seite 109 erleichtert.

Kommentar: Der okzipitoatlantische Gelenkspalt (rechts) ist schlecht sichtbar (1). Asymmetrisches Foramen magnum (2). Der Atlas ist nach links (vom Axis aus gesehen) luxiert (3), insbesondere wegen der Asymmetrie des Axiskörpers (4). Rechts ist der Boden der hinteren Schädelgrube ansteigend in bezug auf die bidigastrische Linie (5).

Interpretation:
– Rechtsseitige basiläre Impression;
– sehr wahrscheinlich Okzipitalisation der rechten Massa lateralis atlantis;
– Luxation des Atlas nach links wegen einer linken Hemihypoplasie des Axiskörpers.

12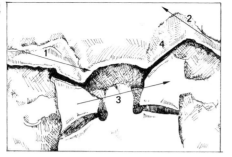

Untersuchen Sie das Röntgenbild 12 und schreiben Sie den Kommentar und die Interpretation nieder.

Schon bei den ersten Lesesequenzen haben Sie festgestellt, daß die Gelenkspalten nicht mehr in der bekannten x-Form angelegt sind und daß sowohl Kondylen, wie Atlas und Axis asymmetrisch sind. Mit Hilfe der bidigastrischen Linie haben Sie außerdem festgestellt, daß die Schädelbasis links zur Mittellinie hin ansteigt (2), während sie rechts normal orientiert ist (1). Deshalb steht der Atlas schief nach oben links (3).

Kommentar:
– Hypoplasie des linken Condylus (4);
– basiläre Hemi-Impression auf der linken Seite.

Interpretation: Es handelt sich um eine Fehlbildung. Man kann nämlich keinerlei osteopathische Veränderungen feststellen.

13 Untersuchen Sie das Röntgenbild 13.

Sehr wahrscheinlich haben Sie ohne Schwierigkeit den hinteren Schnitt einer Tomographie des Schädel-Hals-Übergangs erkannt, so wie Sie es von Seite 115 an im Gedächtnis haben.

14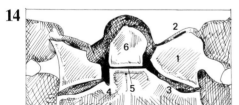

Untersuchen Sie das Röntgenbild 14 und schreiben Sie den Kommentar und die Interpretation nieder.

Die Lesesequenzen haben sowohl die Asymmetrie von Atlas und Axis als auch die Spaltbildung am Dens hervorgehoben.

Kommentar:
– Asymmetrie des Atlas, dessen linke Massa lateralis viel größer ist als die rechte (1). Dadurch ist auch eine Verformung des condylo-atlantischen (2) und atlo-axoidalen (3) Gelenkspaltes auf der linken Seite entstanden;
– Asymmetrie des Übergangs zwischen Axiszahn und Axiskörper (4);
– Spalt im mittleren Drittel des Axiszahns (5);
– Odontoideum mobile (6).

Interpretation: Fehlbildung des Processus odontoideum (Odontoideum mobile) und Asymmetrie des Schädel-Hals-Übergangs.

Hier heißt es, kurz und schematisch die verschiedenen Fehlbildungen des Axiszahns zu besprechen. Das Schema zeigt zuerst die verschiedenen Verknöcherungszentren des Axiszahns. Seine Spitze besteht aus einem einzigen medialen Kern, der selbständig verknöchern kann als Ossiculum Bergmann (1). Wenn die Störung im mittleren Abschnitt des Axiszahns vorkommt, bestehen zwei Möglichkeiten: entweder fehlt der ganze mittlere und obere Teil des Axiszahnes, die sogenannte Densaplasie (2) oder dieser mittlere und obere Teil des Zahns bleibt selbständig, das sogenannte Odontoideum mobile (3). Bei Persistenz der Zwischenwirbelscheibe C1–C2 besteht eine Spaltbildung im Knochenbett des Axiszahns (4). Die Summation der drei Anomalien (Ossiculum Bergmann, Odontoideum mobile und Persistenz der Scheibe C1–C2) führt zum „Dens tripartitus" (5). Wir werden diese verschiedenen Fehlbildungen in den folgenden Leseübungen finden.

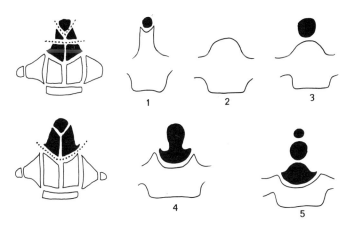

Untersuchen Sie das Röntgenbild 15 und schreiben Sie den Kommentar und die Interpretation nieder.

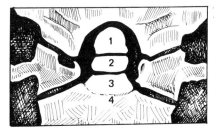

Kommentar:
Der Axiszahn ist dreiteilig:
– ein Spitzenteil (1),
– ein mittlerer Teil (2),
– ein teilweise im Axiskörper eingebuchteter Teil (3).

Interpretation: Fehlbildung, die oben im Schema 5 dargestellt ist und als „Dens tripartitus" (Wackenheim 1974) bezeichnet wird. Die Fehlbildung besteht aus der Summation aus Ossiculum Bergmann (1), Odontoideum mobile (2) und Persistenz der Scheibe C1–C2 (4).

16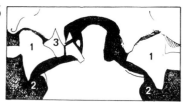

Untersuchen Sie das Röntgenbild 16 und schreiben Sie den Kommentar und die Interpretation nieder.

In diesem Fall können Sie viele Feststellungen machen:

1. Sequenz: Dislokation des „X" der Gelenkspalten;
2. Sequenz: Verlust der lateralen Ausrichtung von Atlas (1) und Axis (2);
3. Sequenz: freie Fragmente des rechten Condylus (3);
4. Sequenz: pathologisches Auseinanderstehen der Massae laterales (1);
5. Sequenz: Axis normal;
6. Sequenz: knöcherne Fragmente rechts vom Axiszahn (3).

Kommentar:
– Auseinanderstehen der Massae laterales, die den lateralen Rand des Axiskörpers beiderseits überragen;
– freie Knochenfragmente des rechten Condylus.

Interpretation:
– Jefferson-Fraktur,
– Fraktur des rechten Condylus.

Das Auseinandertreiben beider Massae laterales des Atlas kann nur durch vier Frakturen zustandekommen. Sie sind in folgendem Schema aufgezeichnet.

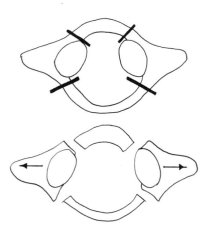

Untersuchen Sie das Röntgen-bild 17 und schreiben Sie den Kommentar und die Interpreta-tion nieder.

Kommentar: Verknöcherungs-störung des Axis:
– Persistenz eines kleinen Ossi-culum Bergmann (1);
– isolierter mittlerer Teil des Axiszahns (2);
– basaler, zurückgebliebener Teil des Axiszahns (3);
– Blockwirbel C2–C3 (4).

Interpretation: Zwei Fehlbildungen:
– Dens tripartitus,
– Blockwirbel C2–C3.

17

Untersuchen Sie das Röntgenbild 18 und schreiben Sie den Kommentar und die Inter-pretation nieder.

Kommentar: Die dritte Lesesequenz hat Sie zu folgenden Feststellungen geführt:
– Knochenfragment des linken Condylus (1);
– das genannte Fragment ist nach median luxiert. Die Corticalis des Fragments (2) ist von der Corticalis des Condylus durch eine Treppenbildung verschoben;
– auf der Gegenseite ist die Corticalis normal.

Interpretation: Condylus-Fraktur mit medial verschobenem Fragment.

18

Untersuchen Sie das Röntgenbild 19 und schreiben Sie den Kommen-tar und die Interpretation nieder.

Kommentar:
– breiter Knochenspalt an der Basis des Axiszahns (1);
– überentwickelter Axiszahn (2).

Interpretation: Fehlbildung, die wir schon gesehen haben (siehe unter „4" Seite 119): die Persistenz der Scheibe C1–C2.

19

Diese Persistenz ist gewöhnlich belanglos insofern sie stabil ist. Die Stabilität wird durch Flexion- und Extensionsaufnahmen im lateralen Bild erkannt.

20

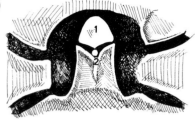

Untersuchen Sie das Röntgenbild 20 und schreiben Sie den Kommentar und die Interpretation nieder.

Kommentar:
– Spitzenknöchelchen des Odontoideum (1);
– charakteristisches Tal am oberen Rand des mittleren Abschnitts des Axiszahns (2). Dieser mittlere Teil scheint etwas dichter als die übrigen Knochen.

Interpretation: Klassische Persistenz des Ossiculum Bergmann, die wir schon auf Seite 119 unter „1" schematisiert haben. Dabei kommt es zur „Einkerbung" am oberen Rand des mittleren Abschnitts. Daß der mittlere Abschnitt etwas verdichtet erscheint, ist auf Seite 110 erläutert.

21

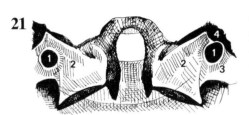

Untersuchen Sie das Röntgenbild 21 und schreiben Sie den Kommentar und die Interpretation nieder.

Erst bei der sechsten Lesesequenz haben Sie den anomalen Kanal am Querfortsatz des Atlas gesehen.

Kommentar:
– runder und symmetrischer Kanal (1), der von der Massa lateralis atlantis (2), von dem oberen Rand des Querfortsatzes des Atlas (3) und einer neugebildeten oberen und äußeren Wand (4) begrenzt ist;
– dieser Kanal ist von einer sehr regelmäßigen Corticalis begrenzt;
– Regelmäßigkeit und Symmetrie sind Argumente für Benignität.

Interpretation: Konstitutionelle Anomalie, die als „Ponticulus atlantis lateralis" bezeichnet wird. Diese Anomalie, die oft nur teilweise zu sehen ist, kommt durch Verknöcherung des Kanals der A. vertebralis zustande. In frontalen Projektionen und Schnitten (Fall 21) sieht man den vorderen oder ventrodorsalen Abschnitt des Kanals. In lateralen Projektionen und Schnitten (Fall 92) erkennt man den hinteren oder transversalen Abschnitt dieses Kanals, den Ponticulus atlantis posterior (auch Foramen arcuale).

22

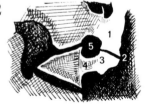

Untersuchen Sie das Röntgenbild 22 und schreiben Sie den Kommentar und die Interpretation nieder.

Kommentar: Am äußeren Rand des Condylus besteht ein Fortsatz (1), dessen Achse craniocaudal ausgerichtet ist und der mit einem analogen Fortsatz (3), der den Querfortsatz des Atlas verlängert (4), artikuliert (2). Diese Fortsätze begrenzen eine dem Foramen intervertebrale ähnliche Öffnung (5).

Interpretation: Konstitutionelle Anomalien:
– Processus intercondylomastoideus (1),
– Processus supratransversarius (3).
Solche Fortsätze stören die korrekte Mechanik der Gelenke am Schädel-Hals-Übergang.

Untersuchen Sie das Röntgenbild 23 und schreiben Sie den Kommentar und die Interpretation nieder.

Ein Leser, der den Fall 22 gut erfaßt hat, empfindet hier keinerlei Schwierigkeiten.

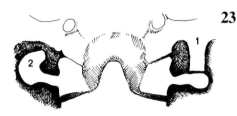

23

Kommentar:
links: Processus intercondylomastoideus (1),
rechts: Processus supratransversarius (2).

Interpretation: Es handelt sich um konstitutionelle Anomalien, welche die Mechanik der Gelenke am Schädel-Hals-Übergang beeinträchtigen.

Untersuchen Sie das Röntgenbild 24 und schreiben Sie den Kommentar und die Interpretation nieder.

Kommentar: Mit unseren sechs Lesesequenzen kommen wir zu folgenden Feststellungen:
– die Desorientierung der Gelenkspalten wird unmittelbar wahrgenommen;
– links lateral sind Atlas und Axis nicht ausgerichtet (1). Handelt es sich um Hypoplasie oder um Rotation?;

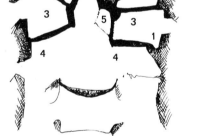

24

– die dritte Sequenz läßt auf Asymmetrie der Condylen (2) schließen;
– die vierte Sequenz läßt auf Asymmetrie der Massae laterales (3) des Atlas schließen;
– die fünfte Sequenz läßt auf die starke Asymmetrie des Axiskörpers (4) und auf die Dysmorphie des Axiszahns schließen, dessen Basis mit einem überzähligen Ossikel versehen ist (5);
– die sechste Sequenz führt noch einmal auf das überzählige Ossikel.

Interpretation: Die Fehlbildung läßt sich gut anhand des Schemas auf Seite 119 erklären. Es handelt sich zusammenfassend um eine starke Asymmetrie sowohl von C0 als von C1 und C2. Die fehlerhafte Ausrichtung von Massa lateralis sinistra und Axiskörper muß als Manifestation dieser Asymmetrie angesehen werden.

25

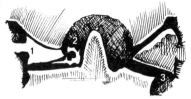

Untersuchen Sie das Röntgenbild 25 und schreiben Sie den Kommentar und die Interpretation nieder.

Kommentar: Es gibt drei Anomalien:
– eine zertrümmerte Massa lateralis des Atlas auf der rechten Seite (1);
– ein komplex geformtes Ossikel (2);
– eine Überlagerung des Axiskörpers durch die linke Massa lateralis atlantis (3).

Interpretation:
– atlanto-axoidale Luxation;
– pathologische Fraktur der rechten Massa lateralis atlantis mit Ossifikation der Weichteile.

26

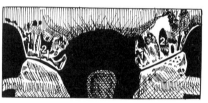

Untersuchen Sie das Röntgenbild 26 und schreiben Sie den Kommentar und die Interpretation nieder.

Kommentar: Sehr starke Veränderung der Knochenstruktur in beiden Condylen, besonders links: verdickte Knochenbälkchen (1) und Pseudodefekte (2).

Interpretation: Spezifische Veränderungen einer Osteopathie. Mit Hilfe von Aufnahmen der LWS, des Beckens und des Schädels kommt man leicht zur Diagnose eines Morbus Paget.

27

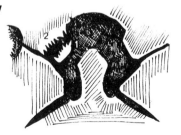

Untersuchen Sie das Röntgenbild 27 und schreiben Sie den Kommentar und die Interpretation nieder.

Kommentar:
– Knochenfragment medial des rechten Condylus (1);
– unterbrochene Corticalis des Condylus (2).

Interpretation: Condylenfraktur mit abgetrenntem Fragment.

Untersuchen Sie das Röntgenbild 28 und schreiben Sie den Kommentar und die Interpretation nieder.

28

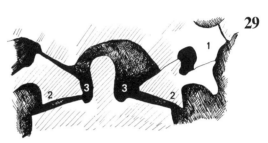

Kommentar:
- Knochenfragment medial zum rechten Condylus (1);
- unterbrochene Corticalis des rechten Condylus (2);
- beiderseitige Überlagerung des Axiskörpers durch die Massae laterales atlantis (3).

Interpretation:
- mediale Fraktur des rechten Condylus mit freiem Knochensplitter;
- Jefferson-Fraktur des Atlas. Der Leser erinnert sich (oder schlägt nach) an das erklärende Schema der Seite 120.

Untersuchen Sie das Röntgenbild 29 und schreiben Sie den Kommentar und die Interpretation nieder.

29

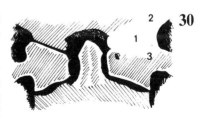

Kommentar:
- der Processus intercondylomastoideus links (1) ist dem der Fälle 22 und 23 sehr ähnlich;
- außerdem besteht ein Gleiten des Atlas nach links in bezug auf den Axis (2);
- legitime Asymmetrie der Räume zwischen Dens und Massae laterales atlantis (3).

Interpretation: Processus intercondylomastoideus, der eine laterale Subluxation des Atlas bedingt. Siehe auch die Fälle 22, 23 und 45.

Untersuchen Sie das Röntgenbild 30 und schreiben Sie den Kommentar und die Interpretation nieder.

30

Kommentar: Links ist der Gelenkspalt zwischen Condylus und Massa lateralis nicht sichtbar (1). Es besteht eine Verdichtung des Condylus (2) und des oberen Teils der Massa lateralis (3).

Interpretation: Heilungszustand nach condyloatloidaler Arthritis.

125

31

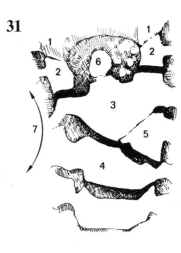

Untersuchen Sie das Röntgenbild 31 und schreiben Sie den Kommentar und die Interpretation nieder.

Kommentar:
– Asymmetrie der Condylen (1), der Massae laterales atlantis (2), des Axis (3) und von C4 (4);
– Hemivertebra C3 (5);
– Odontoideum mobile (6);
– sinistrokonvexe Skoliose (7).

Interpretation: Doppelte Fehlbildung: Odontoideum mobile und Hemivertebra C3. Der Schiefhals (Skoliose) ist durch die Hemivertebra bedingt.

32

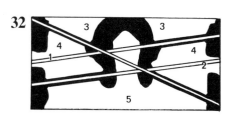

Untersuchen Sie das Röntgenbild 32 und schreiben Sie den Kommentar und die Interpretation nieder.

Kommentar:
– Desorientierung der Gelenkspalten C0–C1 (1) und C1–C2 (2);
– Asymmetrie der Condylen (3), der Massae laterales atlantis (4) und des Axiskörpers (5);
– Blockwirbel C2–C3.

Interpretation: Doppelte Fehlbildung: Asymmetrie und Blockwirbel. Ich hoffe, daß der Leser jetzt beim ersten Blick schon die Desorientierung im „X" der Gelenkspalten notiert hat.

33

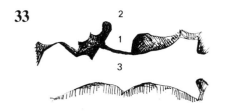

Untersuchen Sie das Röntgenbild 33 und schreiben Sie den Kommentar und die Interpretation nieder.

Kommentar: Medialer Processus (1), vom Basion ausgehend (2) und mit dem vorderen Atlasbogen artikuliert (3).

Interpretation: Condylus tertius (Fehlbildung). Der Leser greift zum Schema des Falles 66.

Untersuchen Sie das Röntgenbild 34 und schreiben Sie den
Kommentar und die Interpretation nieder.

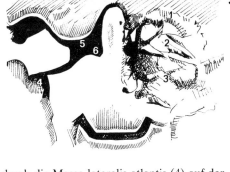

34

Kommentar:
– Knochenzerstörung am Con-
  dylus (1), an der Massa late-
  ralis atlantis (2) und an dem
  Axis (3);
– die zerstörten Strukturen
  sind durch formlose Kno-
  chenreste ersetzt;
– Überlagerung des Axiskörpers durch die Massa lateralis atlantis (4) auf der
  Gegenseite;
– Überlagerung des Condylus durch die Massa lateralis atlantis (5) auf der
  Gegenseite;
– Asymmetrie der Räume zwischen Dens und Massa lateralis (6).

Interpretation:
– metastatische Zerstörung von Condylus, Massa lateralis atlantis und Axiskörper links;
– Luxation der rechten Massa lateralis atlantis (Enukleation).
Siehe auch Fall 38.

Untersuchen Sie das Röntgenbild 35
und schreiben Sie den Kommentar
und die Interpretation nieder.

35

Kommentar:
– Rückstand der linken Massa lateralis atlantis in bezug auf den Axiskörper (1);
– kontrolaterale Überlagerung des Axiskörpers durch die Massa lateralis
  atlantis (2);
– Asymmetrie der Räume zwischen Axiszahn und Massa laterales (3);
– unregelmäßige Knochenstrukturen am inneren Rand der rechten Massa
  lateralis atlantis (4).

Interpretation: Atlasluxation nach rechts von dem Axis aus gesehen mit
Verdacht auf Fraktur der rechten Massa lateralis atlantis. Der Leser erinnert
sich an das Schema der Seite 112.

36

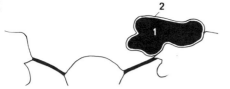

Untersuchen Sie das Röntgenbild 36 und schreiben Sie den Kommentar und die Interpretation nieder.

Kommentar:
– große kondyläre und parakondyläre Aufhellung links (1);
– regelmäßige und dichte Begrenzung dieser Aufhellung (2).

Interpretation: Konstitutioneller Raum. Durch CT-Untersuchung kann man die Hypothese von Luftinhalt (Paramastoide) oder Fettgewebe (Epidermoid) aufstellen.

37

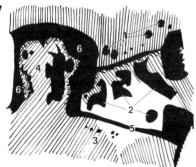

Untersuchen Sie das Röntgenbild 37 und schreiben Sie den Kommentar und die Interpretation nieder.

Kommentar:
– Knochenlücken im Condylus (1), in der Massa lateralis atlantis (2), im Axiskörper (3) und im Axiszahn (4);
– Verdichtung der Knochen am atlanto-axoidalen Gelenk (5);
– verwischte Konturen des Axiszahns (6).

Interpretation: Polyarthritis.

38

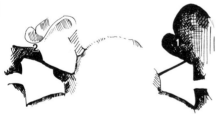

Untersuchen Sie das Röntgenbild 38 und schreiben Sie den Kommentar und die Interpretation nieder.

Kommentar:
– große kondyläre und parakondyläre Aufhellung links (1);
– Massa lateralis atlantis rechts nach außen verlagert in bezug auf den Condylus (2).

Interpretation: Knochenmetastase links und Luxation des Atlas nach rechts außen (Enukleation, wie im Fall 34).

Untersuchen Sie das Röntgenbild 39 und schreiben Sie den Kommentar und die Interpretation nieder.

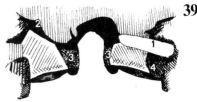

Kommentar:
- Fremdkörper (Gewehrkugel) im condylo-atloidalen Gelenk (1);
- Überlagerung der Massa lateralis atlantis dextra in bezug auf den Condylus (2);
- Asymmetrie der Räume zwischen Dens und Massae laterales (3);
- Rückstand der Massa lateralis atlantis sinistra in bezug auf den Axiskörper (4).

Interpretation:
- intraartikuläre Gewehrkugel (zwischen Condylus und Massa lateralis atlantis auf der linken Seite);
- Luxation des Schädels nach links vom Atlas aus gesehen und Rotation des Atlas auf dem Axis.

Der Leser wird an das Schema der Seite 112 erinnert.

Untersuchen Sie das Röntgenbild 40 und schreiben Sie den Kommentar und die Interpretation nieder.

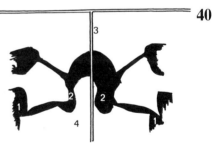

Kommentar:
- der Atlas überlagert links und steht rechts zurück in bezug auf den Axiskörper (1);
- Asymmetrie der Räume zwischen Dens und Axis (2);
- der Schädel und der Atlas sind solidär und symmetrisch in bezug auf die intervestibuläre Linie (Wackenheim 1966) (3);
- der Axis ist nach lateral rechts verschoben in bezug auf die intervestibuläre Linie (4).

Interpretation: Luxation von Schädel und Atlas nach links (in bezug auf den Axis) oder transversale Dislokation des Schädel-Hals-Übergangs (Wackenheim 1967).

41

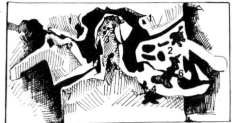

Untersuchen Sie das Röntgenbild 41 und schreiben Sie den Kommentar und die Interpretation nieder.

Kommentar:

- Knochenlücken in den Condylen (1), in den Massae laterales (2), im Axiszahn (3) und im Axis (4);
- ausgesprochene Unregelmäßigkeiten der Gelenkflächen zwischen Condylen und Massa lateralis atlantis rechts (5) sowie Massa lateralis atlantis und Axis links (6);
- verwischte Konturen des Axiszahns (3);
- Rückstand des Axiskörpers rechts (7).

Interpretation: Karikaturale Veränderungen bei Chondrocalcinose mit Axisrotation.

42

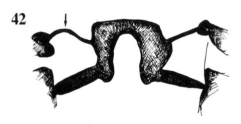

Untersuchen Sie das Röntgenbild 42 und schreiben Sie den Kommentar und die Interpretation nieder.

Kommentar: Inversion der kondylären Gelenkfläche rechts *(Pfeil).*

Interpretation: Leichte Fehlbildung, die zu veränderten Bewegungen der Gelenke führen kann.

43

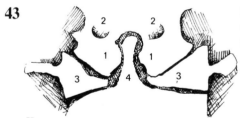

Untersuchen Sie das Röntgenbild 43 und schreiben Sie den Kommentar und die Interpretation nieder.

Kommentar:

- sehr nahe stehende Condylen (1), die mit der Schädelbasis verbunden sind (2). Die allgemeine Form kann als „Peninsula"-ähnlich bezeichnet werden;
- Asymmetrie der Massae laterales atlantis (3);
- schmaler Axiszahn (4).

Interpretation: Vertebralisation der Condylen mit Stenose des Kanals (Wackenheim 1974b).

Untersuchen Sie das Röntgenbild 44 und schreiben Sie den Kommentar und die Interpretation nieder.

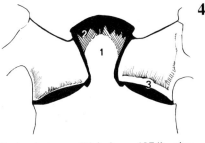

44

Kommentar:
– Verdichtung des Axiszahns (1);
– Spikeln um den Gipfel des Axiszahns (2);
– eingerahmte Massa lateralis atlantis (3).

Interpretation: Gekrönter Axiszahn (Wackenheim u. Dirheimer 1974), eine Manifestation der Hyperostose nach Forestier. Die eingerahmte Massa lateralis atlantis darf zur Hypothese eines Morbus Paget führen und damit zur Indikation von Röntgenaufnahmen der LWS, des Beckens und des Schädels (Wackenheim 1983).

Untersuchen Sie das Röntgenbild 45 und schreiben Sie den Kommentar und die Interpretation nieder.

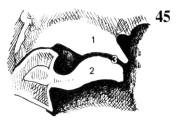

45

Kommentar:
– Processus intercondylomastoideus (1);
– Processus epitransversarius (2);
– Gelenkbildung zwischen beiden Processus (3).

Interpretation: Fehlbildung, die schon in den Fällen 22, 23 und 29 erläutert wurde.

Untersuchen Sie das Röntgenbild 46 und schreiben Sie den Kommentar und die Interpretation nieder.

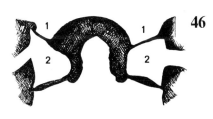

46

Kommentar:
– Asymmetrie der Condylen (1);
– Asymmetrie der Massae laterales atlantis (2).

Interpretation: Die Condylenasymmetrie ist durch die gegenseitige Asymmetrie der Massae laterales atlantis kompensiert, so daß die Statik wiederhergestellt ist.

47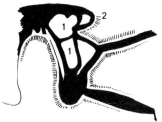

Untersuchen Sie das Röntgenbild 47 und schreiben Sie den Kommentar und die Interpretation nieder.

Kommentar:
– mehrere sehr dichte überzählige Knöchelchen (1);
– Dysmorphie des homolateralen Condylus (2).

Interpretation: Ektopische Verknöcherungen, die als paracondyläre Ossifikation gelten. Siehe auch den Fall 51.

48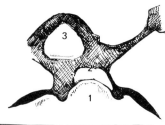

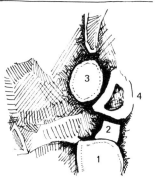

Untersuchen Sie das Röntgenbild 48 und schreiben Sie den Kommentar und die Interpretation nieder.

Kommentar:
– Basis des Axiszahns als regelmäßige runde Hügelbildung mit dem Axiskörper verwachsen (1);
– kleines Ossiculum, das zum mittleren Teil des Axiszahns gehört (2);
– freies Odontoideum mobile (3);
– vorderer Atlasbogen, der sowohl hypertrophiert als mit einer dicken und dichten Corticalis erscheint (4)

Interpretation: Fehlbildung, die als Odontoideum mobile bezeichnet wird. In diesem Falle besteht sogar eine Minderform von Dens tripartitus (drei Knöchelchen 1, 2, 3). Das Mittelstück (2) ist jedoch sehr hypoplastisch.
Siehe das Schema des Falles 14 (Skizze 5).

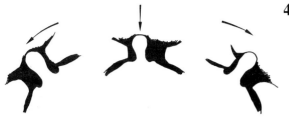

49

Untersuchen Sie das Röntgenbild 49 und schreiben Sie den Kommentar und die Interpretation nieder.

Kommentar:
– in der neutralen Stellung (Mitte) ist der Atlas nach links verschoben in bezug auf den Axis;
– bei der Kopfneigung nach rechts (links im Schema): Schädel und Atlas gleiten solidär nach rechts in bezug auf den Axis;
– bei der Kopfneigung nach links (rechts im Schema): Schädel und Atlas gleiten wieder solidär nach links in bezug auf den Axis.

Interpretation: Transversale Laxität C1–C2 mit Luxation des Atlas in der neutralen Stellung.

Untersuchen Sie das Röntgenbild 50 und schreiben Sie den Kommentar und die Interpretation nieder.

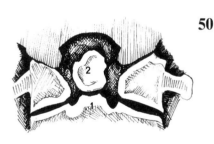

50

Kommentar:
– Hypoplasie des Axiszahns (1);
– Odontoideum mobile (2).

Interpretation: Fehlbildung, die als Odontoideum mobile bezeichnet wird.

Untersuchen Sie das Röntgenbild 51 und schreiben Sie den Kommentar und die Interpretation nieder.

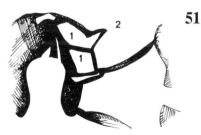

51

Kommentar:
– mehrere dichte und überzählige Knöchelchen (1);
– Dysmorphie des homolateralen Condylus (2).

Interpretation: Ektopische Verknöcherungen, die als paracondyläre Ossifikation gelten. Siehe auch den Fall 47.

52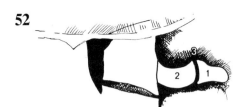

Untersuchen Sie das Röntgenbild 52 und schreiben Sie den Kommentar und die Interpretation nieder.

Kommentar:
– selbständiges Ossiculum (1);
– Querfortsatz des Atlas (2);
– Gelenkspalt zwischen den beiden Knochen (3).

Interpretation: Selbständig gebliebene Verknöcherung des sekundären Ossifikationskerns des Querfortsatzes. Siehe das Schema des Falles 8.

53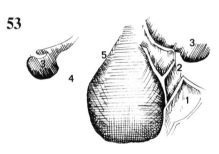

Untersuchen Sie das Röntgenbild 53 und schreiben Sie den Kommentar und die Interpretation nieder.

Kommentar:
– normaler Condylus (1);
– normaler Hypoglossus-Kanal (2);
– normales Foramen jugulare oder Lacerum posterius (3);
– Condylus und Hypoglossus-Kanal sind rechts nicht zu unterscheiden (4);
– rechts ist auch die Corticalis des Foramen magnum verwischt (5).

Interpretation: Zerstörte Knochenstrukturen des rechten Condylus sehr wahrscheinlich durch Metastasen.

54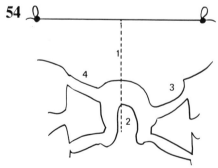

Untersuchen Sie das Röntgenbild 54 und schreiben Sie den Kommentar und die Interpretation nieder.

Kommentar:
– die intervestibuläre Linie (1) liegt außerhalb der Längsachse des Axiszahns (2);
– der linke Condylus (3) ist stärker als der rechte (4).

Interpretation: Asymmetrie des Schädel-Hals-Übergangs (transversale Dislokation). Siehe auch Fall 40 und 55.

Untersuchen Sie das Röntgenbild 55 und schreiben Sie den Kommentar und die Interpretation nieder.

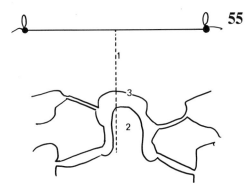

55

Kommentar:
– die intervestibuläre Linie (1) liegt außerhalb der Längsachse des Axiszahns (2);
– Asymmetrie des Foramen magnum (3).

Interpretation: Asymmetrie des Schädel-Hals-Übergangs (transversale Dislokation). Siehe auch den Fall 40 und 54.

Konventionelle Seitenaufnahme

In der Routinearbeit einer Röntgenabteilung kommt die Seitenaufnahme des Schädel-Hals-Übergangs sehr oft und in verschiedenen Schädel- oder HWS-Aufnahmen vor. Diese konventionellen Röntgenbilder haben jedoch den großen Nachteil der anatomischen Überlagerungen. Wir empfehlen deshalb größte Vorsicht beim Kommentar und höchste Zurückhaltung bei der Interpretation. Beim geringsten Zweifel wird auch für das Lateralbild zur konventionellen oder CT-Tomographie gegriffen.

Für die Seitenaufnahme empfehlen wir deshalb 6 analytische Sequenzen.

1 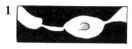 *Hinterhaupt:* Von links nach rechts können wir vier Knochensektoren unterscheiden: die Hinterhauptschuppe mit dem hinteren Rand des Foramen magnum (Opistion), die lateralen Teile der Schuppe, die Kondylen mit Kondylen-Kanal, der Processus basilaris mit dem vorderen Rand des Foramen magnum (Basion).

2 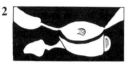 *Atlas:* Vier Knochensektoren von links nach rechts: hinterer Atlasbogen auf der Mittellinie, lateraler Abschnitt des hinteren Atlasbogens, Massa lateralis, vorderer Atlasbogen.

3 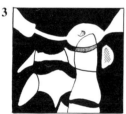 *Axis:* Vier Knochensektoren von links nach rechts: Dornfortsatz, lateraler Abschnitt des hinteren Wirbelbogens, Axiskörper, Axiszahn.

4 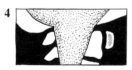 *Zerviko-okzipitaler Kanal* (Trichterform): Der a.-p.-Durchmesser des Foramen magnum ist größer als der des Atlas, der wiederum größer ist als der des Axis.

5 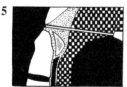 *Weichteile:* Genau am Schädel-Hals-Übergang sind diese Weichteile dreieckig mit Spitze nach hinten gerichtet (Basion). Auf einer Linie, die das Basion mit dem harten Gaumen verbindet, haben diese Weichteile 18,4 ± 2,5 mm Dicke. Vor dem Axiskörper befindet sich die Aufhellung des retropharyngealen Raumes.

6 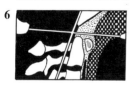 *Linien:* Der Axiszahn bleibt vor der basilären Linie. Die Spitze des Axiszahns (und der vordere Atlasbogen) bleiben unter der okzipitopalatinen Linie.

136

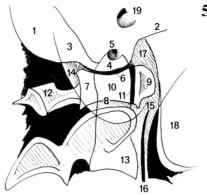

Untersuchen Sie das Röntgenbild 56 und schreiben Sie den Kommentar und die Interpretation nieder.

Es handelt sich um das sehr verbreitete Bild der Lateralprojektion eines Schädel-Hals-Übergangs wie es unter sehr verschiedenen Umständen zustande kommen kann. Die Information eines solchen Bildes soll mehr als Orientierung gelten. Verschiedene normale anatomische Strukturen sind zu erkennen.

Kommentar: Hinterhauptschuppe (1), Basion (2), Foramen magnum (3), Condylus occipitalis (4), Hypoglossus-Kanal (5), condylo-atlantoidales Gelenk (6), Massa lateralis atlantis (7), atlanto-axoidales Gelenk (8), vorderer Atlasbogen (9), Axiszahn (10), Gelenk zwischen Axiszahn und vorderem Atlasbogen (11), hinterer Atlasbogen (12), Axiskörper (13), Ohrmuschel (14), praevertebrale Weichteile (15), retropharyngealer Raum (16), Processus styloideus (17), Mandibula (18), äußerer Gehörgang (19).

Interpretation: Normalbild des Schädel-Hals-Übergangs.

Laterale Tomographie

Beim Lesen des konventionellen tomographischen Bildmaterials benutzen wir auch wieder die 6 Lesesequenzen (Seite 136). Selbstverständlich sind nicht alle anatomischen Strukturen auf einem Schnittbild sichtbar. Der Röntgenologe wird die Synthese der Strukturen Schnitt für Schnitt wiederherstellen.

Es gibt drei Hauptschnitte:
1. der sagittal medial liegende Schnitt,
2. der offensichtlich paramedian liegende Schnitt auf der einen Seite,
3. der offensichtlich paramedian liegende Schnitt auf der anderen Seite.

Der wichtigste Schnitt ist der sagittal medial liegende, denn er enthält das Bild des Processus odontoideum, der ja sehr oft von Fehlbildungen und Traumen betroffen ist. Auf diesem Schnittbild wird auch die basilare Linie (Thiébaut u. Mitarb. 1963) gezeichnet. Die beiden paramedialen Schnitte sind wichtig für die Gelenke zwischen Condylus und Atlas und zwischen Atlas und Axis. Wir schematisieren sowohl den medialen als auch den paramedialen tomographischen Schnitt.

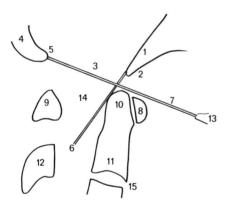

Medialer Sagittalschnitt
Die wichtigsten Strukturen sind folgende:
– Basi-occipitale (1)
– Basion (2)
– Foramen magnum (3)
– Hinterhauptschuppe (4)
– Opisthion (5)
– basilare Linie (6)
– palatooccipitale Linie (7)
– vorderer Atlasbogen (8)
– hinterer Atlasbogen (9)
– Axiszahn (10)
– Axiskörper (11)
– hinterer Bogen des Axis (12)
– harter Gaumen (13)
– craniozervikaler Trichter (14)
– Diskus C2–C3 (15)

Parasagittaler Schnitt
Die wichtigsten Strukturen sind
folgende:
- Condylus occipitalis (1)
- Hypoglossus-Kanal (2)
- Gelenkspalt zwischen Condylus
  und Massa lateralis atlantis (3)
- Massa lateralis atlantis (4)
- hinterer Atlasbogen (5)
- Gelenkspalt zwischen Massa
  lateralis atlantis und Axiskörper
  (6)
- Axiskörper (7)
- hinterer Bogen des Axis (8)

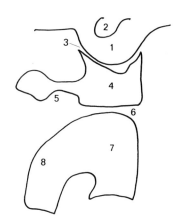

Untersuchen Sie das Röntgenbild 57 und schreiben Sie den Kommentar und die **57**
Interpretation nieder.

Kommentar: Dieses sagittale mediale und paramediale Tomogramm entspricht
den Skizzen der Seiten 138 und 139.

Interpretation: Normale seitliche Schichtaufnahmen des Schädel-Hals-Übergangs.

Untersuchen Sie das Röntgenbild 58 **58**
und schreiben Sie den Kommentar und
die Interpretation nieder.

Der Leser muß darüber informiert
sein, daß das Bild links einem 9jähri-
gen gehört, während das Bild rechts
beim selben Jungen im Alter von 15
Jahren angefertigt wurde.

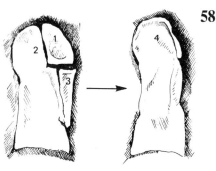

Kommentar:
- vorderer Atlasbogen (1), der im Alter von 9 Jahren bei diesem Jungen
  in einer Ausbuchtung (2) am Axiszahn liegt;
- am vorderen Rand des Axiskörpers entwickelt sich ein knöcherner Balkon
  (3);
- im Alter von 15 Jahren ist alles verschmolzen, der vordere Atlasbogen ist in
  den Axiszahn eingebaut (4).

Interpretation: Beim Wachstum in der Pubertät verschmelzen vorderer Atlasbogen und Axiszahn, ein Äquivalent von Blockwirbeln (Wackenheim 1971,
1978a).

59

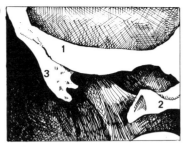

Untersuchen Sie das Röntgenbild 59 und schreiben Sie den Kommentar und die Interpretation nieder.

Kommentar:
- Hinterhauptschuppe (1);
- hinterer Atlasbogen (2);
- Knochenbildung an Muskelinsertionen der Protuberantia occipitalis (3).

Interpretation: Verknöcherung von Muskelinsertionen, wie man sie bei Sportlern, bei Hyperostose oder auch ohne bekannten Grund zu sehen bekommt.

60

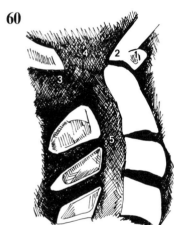

Untersuchen Sie das Röntgenbild 60 und schreiben Sie den Kommentar und die Interpretation nieder.

Kommentar:
- Fusion von vorderem Atlasbogen (1) und Basion (2);
- fehlender hinterer Atlasbogen, der vollständig in die Hinterhauptschuppe aufgenommen ist (3);
- verengtes Foramen magnum (4);
- verengter Zervikalkanal (5).

Interpretation: Fehlbildung, die als Okzipitalisation des Atlas bezeichnet wird und bei welcher auch eine Stenose des Foramen magnum und des Zervikalkanals besteht. Jedoch ist hier das Ligamentum transversum intakt (vergleiche Fall 72 und 140).

Untersuchen Sie das Röntgenbild 61 und schreiben Sie den Kommentar und die Interpretation nieder.

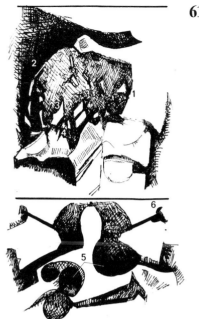

Kommentar:
- vollständige Zerstörung des hinteren Bogens des Axis (1);
- ein Tumor entwickelt sich in den entsprechenden Weichteilen (2);
- Kalkablagerungen im Tumor (3);
- partielle Zerstörung des hinteren Bogens von C3 (4);
- große Lücke im Axiskörper (5);
- gestörte Ausrichtung zwischen Condylus und Massa lateralis atlantis links (6) und zwischen Atlas und Axis rechts (7).

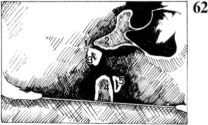

Interpretation: Die Luxationen (6 und 7) sind durch die Zerstörung der Bänder bedingt. Es handelt sich um einen malignen Prozeß, hier die Metastase eines Epinephroms.

Untersuchen Sie das Röntgenbild 62 und schreiben Sie den Kommentar und die Interpretation nieder.

Kommentar:
- persistierende sphenooccipitale Synchondrose (1);
- Sphenoidkörper (2);
- Basioccipitale (3);
- über die palatooccipitale Linie ragender Axiszahn (4) und vorderer Atlasbogen (5).

Interpretation: Basiläre Impression durch Hypoplasie des Basioccipitale mit Persistenz der Synchondrosis sphenooccipitalis (Wackenheim 1985).

63

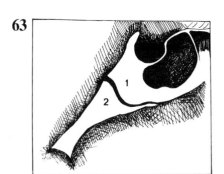

Untersuchen Sie das Röntgenbild 63 und schreiben Sie den Kommentar und die Interpretation nieder.

Kommentar: Regelmäßige Spalte zwischen dem Sphenoid vorn (1) und dem Basi-occipitale hinten (2).

Interpretation: Persistierende Synchondrosis sphenooccipitalis beim Erwachsenen. Im Normalfall verknöchert diese Synchondrosis im Alter von 16 Jahren bei Frauen und mit 18½ Jahren bei Männern.

64

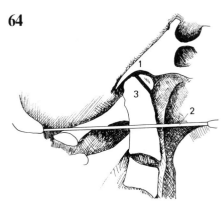

Untersuchen Sie das Röntgenbild 64 und schreiben Sie den Kommentar und die Interpretation nieder.

Kommentar: Hypoplasie des Basi-occipitale (1), die zum Hochstand des Axiszahns (3) und des vorderen Atlasbogens (4) führt, über dem Niveau der palatooccipitalen Linie (2).

Interpretation: Vordere basiläre Impression, mittelmäßig betont, durch Hypoplasie des Basi-occipitale. Unser Kriterium des Hochstandes des vorderen Atlasbogens ist hier besonders betont.

65

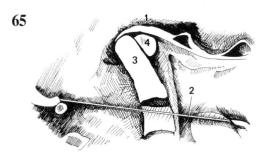

Untersuchen Sie das Röntgenbild 65 und schreiben Sie den Kommentar und die Interpretation nieder.

Kommentar:
– konvexe Verformung der Schädelbasis (1);
– der gesamte Axis (3) sowie der vordere Atlasbogen (4) steht über der palatooccipitalen Linie (2).

Interpretation: Sehr betonte basiläre Impression, die man auch Konvexobasie nennt. Diese Form wurde von Madame Déjérine beschrieben (siehe Fall 110).

Untersuchen Sie das Röntgenbild 66 und schreiben Sie den Kommentar und die Interpretation nieder.

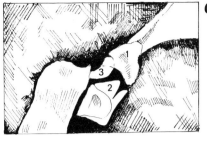

66

Kommentar:
- ein mit dem Basion verschmolzenes Ossiculum (1);
- mehrere Ossikel am vorderen Atlasbogen (2);
- ein Ossikel steht mit dem Axiszahn in Verbindung (3).

Interpretation: Condylus tertius (1), der als Manifestation des Occipitalwirbels gilt. Der Leser wird daran erinnert, daß mehrere primäre Wirbel verknöchern, um das Basi-occipitale zu bilden. Diese Verknöcherung kann mehr oder weniger glatt ablaufen. Wenn sie fehlerhaft ist, bleiben verschiedene Ossikeln übrig, die zwischen Basion, Axiszahn und vorderem Atlasbogen lokalisiert sind. Das Schema zeigt links die vier Occipitalwirbel (I, II, III, IV), in der Mitte die Situation bei Condylus tertius und rechts verschiedene Ossikelbildungen (2, 3).

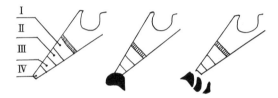

Untersuchen Sie das Röntgenbild 67 und schreiben Sie den Kommentar und die Interpretation nieder.

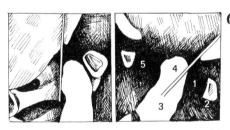

67

Kommentar:
links: in der Dorsiflexion (Extension) des Kopfes sind die Beziehungen normal;

rechts: bei Ventroflexion (Flexion) des Kopfes kommt es zum Klaffen (1) zwischen vorderem Atlasbogen (2) und Axiszahn (3). Diese Diastasis entsteht durch Vorwärtsbewegung von Schädel und Atlas in bezug auf den Axis. Dadurch ragt der Axiszahn nach hinten über die Basilarlinie (4), so daß der Wirbelkanal des Atlas sehr eng wird (5).

Interpretation: Insuffizienz des Ligamentum transversum. Man muß nach einer der folgenden Ursachen fahnden: Fehlbildung, Trauma, Arthritis, Infektion (Grisel), Trisomie 21 (Mongolismus), Morbus von Recklinghausen oder ganz isolierte Fehlbildung (McRae) ohne Knochenfehlbildung, wie zum Beispiel die Okzipitalisation des Atlas.

68

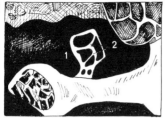

Untersuchen Sie das Röntgenbild 68 und schreiben Sie den Kommentar und die Interpretation nieder.

Kommentar: Ein Ossiculum (1) ist zwischen Hinterhaupt und Atlas sichtbar. Seine Struktur ist komplex und hat verschiedene Aufteilungen (2). Die Knochen des Schädel-Hals-Übergangs sind im übrigen normal.

Interpretation: Das überzählige Ossikel kann als Manifestation eines Occipitalwirbels angesehen werden. Im Schema des Falles 66 wurden die vier primären Wirbel gezeigt, die das Basi-occipitale bilden. Wenn die Integration der primären Wirbel unvollständig ist, kommt es zu Spaltbildungen im Basi-occipitale und zu überzähligen Ossikeln, wie in den Fällen 66 und 79.

69

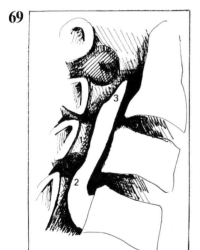

Untersuchen Sie das Röntgenbild 69 und schreiben Sie den Kommentar und die Interpretation nieder.

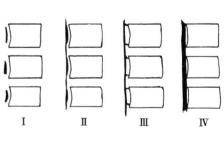

I   II   III   IV

Kommentar: Zwei Röntgenzeichen sind hervorzuheben:
1) Eine betonte Stenose (1), die der Leser sehr leicht mit Hilfe der strukturalistischen Lesemethode wahrnimmt (Seite 161). Der a.-p.-Durchmesser ist auf die Hälfte reduziert. Sollte der Leser der empirischen Wahrnehmung kein Vertrauen schenken, so kann er in seiner Praxis Messungen vornehmen. Wir erinnern hier an die Normalwerte des a.-p.-Durchmessers (in mm):

144

	Min.	Mittelwert	Max.
C1	16,9	20,3	23,7
C2	14,1	17,8	21,4
C3	12,2	15,8	19,4
C4	12,3	15,1	17,9
C5	12,1	14,9	17,7
C6	11,7	14,5	17,3
C7	11,6	14,3	17,1

2) Eine ebenfalls betonte retrokorporale Verknöcherung am Ligamentum vertebralis posterior (2), die sich kranial bis zum mittleren Drittel des Axiskörpers ausdehnt (3).

Interpretation: In diesem Fall besteht eine durch intrakranaläre Ossifikation aggravierte konstitutionelle Kanalstenose der HWS. Die Ossifikation der Kanalwände, auch „Japanerkrankheit" genannt, ist heute viel diagnostiziert wegen der hohen Sensibilität der Computertomographie. Man unterscheidet vier Grade, die wir hier schematisieren. Im Fall 69 handelt es sich um Grad IV.

Untersuchen Sie das Röntgenbild 70 und schreiben Sie den Kommentar und die Interpretation nieder.

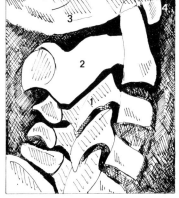
70

Kommentar:
- Erweiterung des Zervikalkanals (1);
- Hypertrophie des hinteren Bogens von C2 (2). Diese Hypertrophie muß wahrgenommen werden. Vielleicht hat der Leser die Abwesenheit des hinteren Atlasbogens übersehen (!) (3).

Interpretation: Vertebralisation des hinteren Atlasbogens, der mit dem hinteren Axisbogen verschmolzen ist. Daher die Hypertrophie des hinteren Axisbogens. Der vordere Atlasbogen (4) ist vor dem Axiszahn identifiziert. Diese Fehlbildung wurde „ventrale Occipitalisation und dorsale Vertebralisation des Atlas" genannt (Wackenheim 1982). Die Erweiterung des Zervikalkanals ist prinzipiell das indirekte Zeichen eines raumfordernden Prozesses des Nervensystems (Hydromyelie, Syringomyelie). Der Leser wird hier vielleicht sofort zum Fall 127 übergehen. Was die visuelle Palpation des Kanals anbelangt, um die Erweiterung wahrzunehmen, kann er auch die Fälle 137, 139 und 140 vergleichen.

71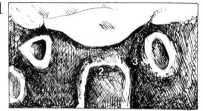

Untersuchen Sie das Röntgenbild 71 und schreiben Sie den Kommentar und die Interpretation nieder.

Kommentar:
- Osteoporose mit verwischter Corticalis (1);
- Osteolyse des Axiszahns (2);
- Diastasis zwischen Zahnresten und vorderem Atlasbogen (3);
- Stenose des Wirbelkanals in Höhe des Atlas (4).

Interpretation: Es handelt sich um das spezifische Bild einer Arthritis mit Osteolyse des Axiszahns und C1–C2-Dislokation. Es muß eine Kompression der Medulla oblongata oder des oberen Halsmarkes in Betracht gezogen werden und eventuell eine chirurgische Stabilisation vorgenommen werden.
Die Instabilität der Dislokation wird durch Anteflexion und Retroflexion sehr vorsichtig getestet.

72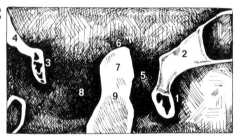

Untersuchen Sie das Röntgenbild 72 und schreiben Sie den Kommentar und die Interpretation nieder.

Kommentar: Drei Anomalien verändern hier die Anatomie des Schädel-Hals-Übergangs:
- Fusion des vorderen Atlasbogens (1) mit dem Basion (2) und des hinteren Atlasbogens (3) mit der Hinterhauptschuppe (4);
- Diastasis zwischen vorderem Atlasbogen und Axiszahn (5) mit betonter ventraler Verlagerung des Schädels (oder dorsaler Verlagerung des Axiszahns);
- kraniale Verlagerung (Luxation) des Axis (6), dessen Zahn (7) sich im Foramen magnum befindet (8). Der vordere Atlasbogen (1) wird dadurch caudal bis in Höhe des Axiskörpers verlagert (9).

Interpretation: Occipitalisation des Atlas mit Insuffizienz des Ligamentum transversum und doppelter Luxation des Axis (nach dorsal und kranial).

146

Untersuchen Sie das Röntgenbild 73 und schreiben Sie den Kommentar und die Interpretation nieder.

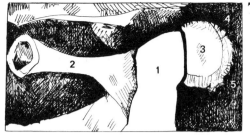

73

Kommentar: Auf diesem Tomogramm befindet sich ein normales Bild des Axiszahns (1). Jedoch ist das Bild der Bögen sehr heterogen. Der hintere Atlasbogen (2) ist normal, der vordere (3) hingegen hypertrophisch und hat nicht nur verwischte, sondern auch verdoppelte Begrenzungen (4 und 5).

Interpretation: Das Bild des vorderen Atlasbogens hat den pathognomonischen Wert einer sagittalen Spaltbildung. Man wird sofort zu einer frontalen (Fall 8) oder axialen (Fall 9) Tomographie greifen oder zu einer CT. Wenn auch ein Spalt am hinteren Atlasbogen besteht, spricht man von Split atlas (Fall 154). Ich rate zusätzlich zu einem Blick auf das Schema Seite 116.

Untersuchen Sie das Röntgenbild 74 und schreiben Sie den Kommentar und die Interpretation nieder.

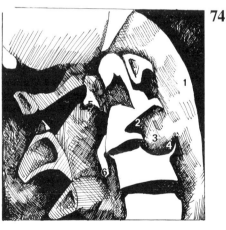

74

Kommentar:
- verdickte praevertebrale Weichteile (1);
- zerstörter vorderer Teil des Axiskörpers (2), der Scheibe C2–C3 (3) und des Körpers von C3 (4);
- Verknöcherungen in den intrakanalären Weichteilen in Höhe von C2 (5) und von C3 (6).

Interpretation: Es handelt sich um einen malignen Prozeß, der in die Weichteile ausstrahlt, und zwar mit Ossifikationspotential. Die erste Hypothese ist die eines Plasmocytoms.

75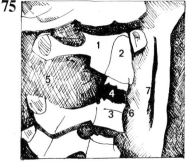

Untersuchen Sie das Röntgenbild 75 und schreiben Sie den Kommentar und die Interpretation nieder.

Kommentar:
– kraniocaudale Dislokation des Schädel-(2)-Atlas-(1)-Komplexes der kraniad verlagert ist in bezug auf den Axiskörper (3). Die Verlagerung ist sehr betont, sowohl im vorderen Teil (4) (Wirbelkörper) wie im hinteren Teil (5) (Wirbelbögen);
– vertebrogene Verdickung der Weichteile (6). Der vertebrogene Ursprung ist an der dorsoventralen Verlagerung der hellen Linie des retropharyngealen Raumes zu erkennen (7).

Interpretation: Traumatische Epiphysiolyse des Axiszahns und praevertebrales Hämatom. Wir wollen bei dieser Gelegenheit Näheres über den retropharyngealen Raum und über die Weichteile erläutern (Wackenheim 1981). Am Schädel-Hals-Übergang benutzen wir die hier schematisierte Linie – vom Basion zum harten Gaumen –, um die Weichteile zu messen. Sie haben auf dieser Linie beim Erwachsenen 18,4 ± 2,5 mm Dicke. An der übrigen HWS sind sie nur 3,1 ± 0,7 mm dick. In diesen praevertebralen Weichteilen erkennt man eine helle Linie, die dem retropharyngealen Raum entspricht. Bei vertebrogener Verdickung ist der Raum, wenn nicht obliteriert, nach ventral verlagert.

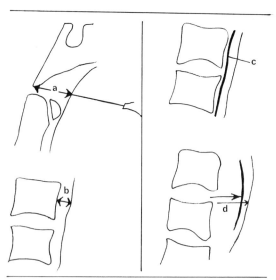

a Die Weichteildicke wird auf einer Linie gemessen, die den harten Gaumen mit dem Basion verbindet. Sie beträgt 18,4 ± 2,5 mm. *b* An der HWS sind diese Weichteile 3,1 ± 0,7 mm dick. *c* In den praevertebralen Weichteilen liegt zwischen hinterem und mittlerem Drittel die kraniocaudale Aufhellung des retropharyngealen Raums. *d* Ein vertebrogener Prozeß verlagert den retropharyngealen Raum nach ventral.

Untersuchen Sie das Röntgenbild 76 und schreiben Sie den Kommentar und die Interpretation nieder.

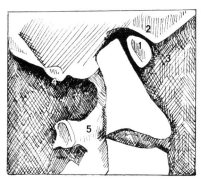

76

Kommentar:
– der vordere Atlasbogen (1) ist kranial zum Basion hin verlagert (2);
– beschränkter Raum zwischen vorderem Atlasbogen und Basion (3);
– der hintere Atlasbogen ist zum Teil mit der Hinterhauptschuppe fusioniert (4), so daß es keinen Raum mehr gibt zwischen Hinterhaupt und Atlas;
– reduzierter a.-p.-Durchmesser des Kanals des Atlas und des Axis (5).

Interpretation: Partielle Occipitalisation des Atlas und Stenose des Zervikalkanals.

Untersuchen Sie das Röntgenbild 77 und schreiben Sie den Kommentar und die Interpretation nieder.

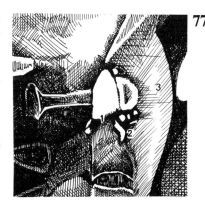

77

Kommentar:
– Spalt (1) zwischen Axiszahn und Axiskörper;
– mehrere Knochensplitter (2);
– verdickte Weichteile (3).

Interpretation: Fraktur des Axialzahns mit Knochensplittern und Hämatom.

78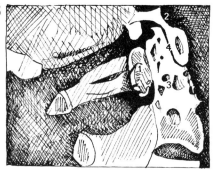

Untersuchen Sie das Röntgenbild 78 und schreiben Sie den Kommentar und die Interpretation nieder.

Kommentar:
- Kalkablagerungen im Gelenk zwischen Ligamentum transversum und Axiszahn (1);
- Hyperostose am oberen Rand des vorderen Atlasbogens (2);
- polymorpher Knochenumbau mit verwischten Rändern des Axis (3);
- verengter Spalt des odonto-atlantoidalen Gelenks (4).

Interpretation: Die Zeichen von Arthritis mit Verkalkung am Ligamentum transversum deuten auf Chondrocalcinose (Dirheimer u. Mitarb. 1985), auch Pseudo-Gicht genannt. Der Leser hat bereits den Fall 41 gesehen und kann auch jetzt schon den Fall 117 üben.

79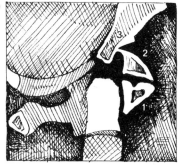

Untersuchen Sie das Röntgenbild 79 und schreiben Sie den Kommentar und die Interpretation nieder.

Kommentar:
- verformter vorderer Atlasbogen (1);
- überzähliges Ossiculum (2), das mit einer Corticalis und einer Spongiosa versehen ist und mit dünner Knochenbrükke am Basion hängt (3).

Interpretation: Condylus tertius. Siehe Schema des Falles 66.

80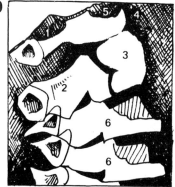

Untersuchen Sie das Röntgenbild 80 und schreiben Sie den Kommentar und die Interpretation nieder.

Kommentar:
- hinterer Atlasbogen (1);
- hinterer Axisbogen (2);
- Axiskörper (3);
- noch nicht verknöcherter vorderer Atlasbogen (4);
- Fehlen des Axiszahns (5);
- zungenförmige Wirbelkörper (6).

Interpretation: Zungenförmige Wirbelkörper und Fehlen des Processus odontoideum sind beim Kind Zeichen einer Mucopolysaccharidose.

Untersuchen Sie das Röntgenbild 81 und schreiben Sie den Kommentar und die Interpretation nieder.

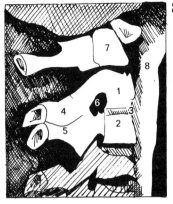

81

Kommentar:
- Fusion der Wirbelkörper von C2 (1) und C3 (2) mit persistierendem Zwischenraum (3);
- unvollständige Fusion des hinteren Wirbelbogens von C2 (4) und C3 (5) mit großem Foramen intervertebralis (6);
- Spalt zwischen Zahn (7) und Körper (1) des Axis;
- Verdickung der praevertebralen Weichteile (8).

Interpretation: Blockwirbel C2–C3, Densfraktur und praevertebrales Hämatom.

Untersuchen Sie das Röntgenbild 82 und schreiben Sie den Kommentar und die Interpretation nieder.

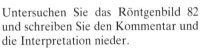

82

Kommentar:
- isoliertes Ossiculum im occipitoaxoidalen Raum (1);
- fehlender hinterer Atlasbogen (2);
- Axiszahn (3);
- Massa lateralis atlantis (4).

Interpretation: Konstitutionelle Aplasie des hinteren Atlasbogens außer dem Tuberculum posterior. Die Aplasie beschränkt sich auf die lateralen Teile des Bogens. Man kennt noch andere Varianten wie sehr partielle Spaltbildungen oder totale Aplasie des hinteren Bogens (Fall 97).

Untersuchen Sie das Röntgenbild 83 und schreiben Sie den Kommentar und die Interpretation nieder.

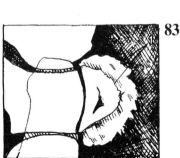

83

Kommentar: Die Pfeile zeigen die Veränderungen am vorderen Atlasbogen (1). Sein Rand ist verwischt, doppelt oder dreifach, so daß er einen plumpen Aspekt bekommt, den der Leser schon im Fall 73 zu sehen bekam. Er kennt also die Interpretation dieses Kommentars!

Interpretation: Konstitutioneller Spalt im vorderen Atlasbogen. Siehe auch die Fälle 8, 9 und 154. Die Fehlbildung hat keine besondere nosographische Bedeutung (Dysgraphie?) und jedenfalls keine pathogene Konsequenz.

84

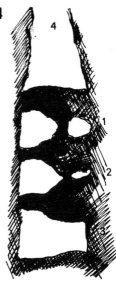

Untersuchen Sie das Röntgenbild 84 und schreiben Sie den Kommentar und die Interpretation nieder.

Kommentar:
- die ventralen Teile der Wirbelkörper C3 (1) und C4 (2) sind unterentwickelt;
- die Hypoplasie ist bei C5 (3) leicht betont;
- normale Entwicklung des Axiszahns (4).

Interpretation: Chorda dorsalis-Reste bei C3 und C4. Die gute Entwicklung des Axiszahns schließt eine Mucopolysaccharidose aus.

85

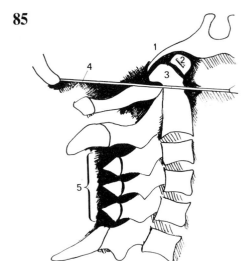

Untersuchen Sie das Röntgenbild 85 und schreiben Sie den Kommentar und die Interpretation nieder.

Kommentar:
- Hypoplasie des Basi-occipitale (1);
- der vordere Atlasbogen (2) und der Axiszahn (3) liegen über der Chamberlain-Linie (4);
- gute Wahrnehmung der zervikalen Drillinge (5).

Interpretation: Basiläre Impression durch Hypoplasie des Basi-occipitale ohne weitere Fehlbildungen. Die visuelle Palpation des Kanals ist normal. Normale Drillinge. Siehe Fall 90, 137, 139 und 140.

Untersuchen Sie das Röntgenbild 86 und schreiben Sie den Kommentar und die Interpretation nieder.

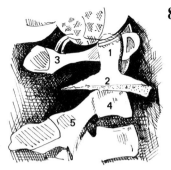

Kommentar: Der Axiszahn (1) und seine Insertionszone (2) im Axiskörper sind frontal gesehen, während der Atlas (3), der Axiskörper (4) und der hintere Axisbogen (5) von lateral gesehen sind. Das Bild des Axiszahns wird als „Zeichen des Bobby Helmes" beschrieben.

Interpretation: Traumatische Desinsertion des Axiszahns mit einer Rotation von 90°, so daß er im Lateralbild frontal gesehen wird.

Untersuchen Sie das Röntgenbild 87 und schreiben Sie den Kommentar und die Interpretation nieder.

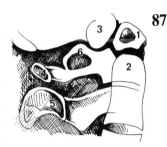

Kommentar: Der vordere Atlasbogen (1) befindet sich über dem Axiskörper (2). Ein rundes Ossikel befindet sich hinter dem vorderen Atlasbogen (3). Der Atlas ist dorsal luxiert, was auch aus der Treppenbildung zwischen der Corticalis dem Processus spinosus von C1 (4) und von C2 (5) hervorgeht. Banales Foramen arcuale (6).

Interpretation: Pathognomonisches Bild eines Odontoideum mobile (3) mit überentwickeltem vorderem Atlasbogen, dessen Corticalis auch hypertrophisch ist (1). In der Dorsiflexion (Extension) des Kopfes ist der Atlas dorsal luxiert.

Der Leser hat beim Untersuchen der Fälle 102, 104, 105, 114, 119, 123 und 137 feststellen können, daß das Odontoideum mobile bei der Flexion des Kopfes (Nicken) eine normale Stellung über dem Axiskörper einnimmt (Wackenheim 1978b). In der Extension (Retroflexion) des Kopfes gleitet der Atlas dorsalwärts, so daß der vordere Atlasbogen den Platz des Odontoideum über dem Axiskörper einnimmt (siehe Schema).

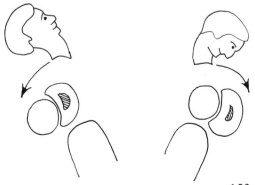

88

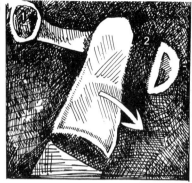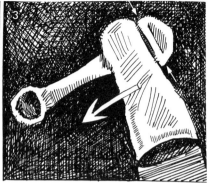

Untersuchen Sie das Röntgenbild 88 und schreiben Sie den Kommentar und die Interpretation nieder.

Kommentar: In der neutralen und ventral gebeugten Stellung (Flexion) (1) des Kopfes besteht eine odontoatloidale Diastasis (2), die in der Retroflexion (Extension) des Kopfes (3) vollständig verschwindet.

Interpretation: Es handelt sich um eine Dislokation, die bei ganz normalem Skelett auf eine von McRae (1953) beschriebene Agenesie des Ligamentum transversum schließen läßt. Sie kann auch im Krankheitsbild der Trisomie 21 (Mongolismus) und des Morbus von Recklinghausen vorkommen.

89

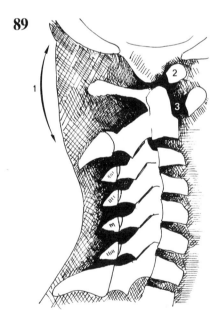

Untersuchen Sie das Röntgenbild 89 und schreiben Sie den Kommentar und die Interpretation nieder.

Kommentar: Die HWS hat einen „S"-förmigen (sigmoidalen) (Wackenheim 1976) Verlauf (1). Bei dieser axialen Verformung gilt die Regel: „Eine Läsion ist in dem kyphotischen Teil des ‚S' zu suchen". Hier findet man in der Tat:
– ein Odontoideum mobile (2),
– eine odontoatlantoidale Diastasis (3).
Die Lektüre zeigt auch, daß kein Drillingsbild wahrgenommen wird (Wackenheim 1984b).

Interpretation: Beim Lesen eines lateralen HWS-Bildes wird ein Ensemble von drei identischen Wirbeln wahrgenommen (C3 = C4 = C5). Das Normalbild ist links schematisiert. Im Fall

89 (rechts im Schema) ist das Drillingsbild nicht wahrgenommen, was auf eine Fehlbildung deutet. Im gegebenen Fall 89 besteht effektiv ein Odontoideum mobile und eine Aplasie des Ligamentum transversum.

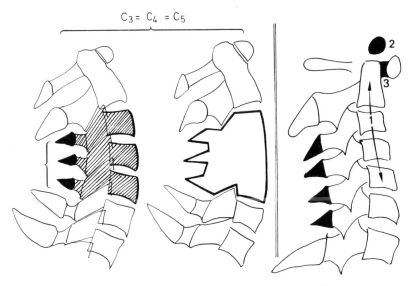

Untersuchen Sie das Röntgenbild 90 und schreiben Sie den Kommentar und die Interpretation nieder.

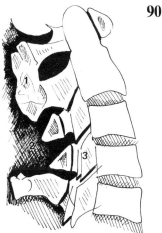

Kommentar:
– die Dornfortsätze von C1 und C2 sind verwachsen und es besteht eine knöcherne Brücke zwischen beiden (1);
– es fehlt die normale Wahrnehmung der Drillinge C3 = C4 = C5. Es gibt hier nur zwei identische Wirbel (2), also nur ein Zwillingsbild (C3 = C4). Der Dornfortsatz von C5 ist stark entwickelt;
– ein reduzierter a.-p.-Durchmesser des Zervikalkanals (3), der bei visueller Palpation von C3 bis C6 sichtbar wird.

Interpretation: Fehlbildung der hinteren Wirbelbögen von C1–C2 (Synostose), von C5, dessen Processus spinosus zu lang ist, und Hypoplasie der Wirbelbögen von C3 bis C6 (Kanalstenose).

155

91

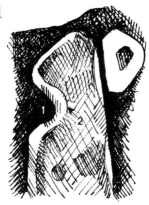

Untersuchen Sie das Röntgenbild 91 und schreiben Sie den Kommentar und die Interpretation nieder.

Kommentar: Stark ausgebuchtete Rinne des Ligamentum transversum (1) und erhöhte Dichte der begrenzenden Corticalis (2).

Interpretation: Osteolyse am syndesmo-odontoidalen Gelenk (zwischen Axiszahn und Ligámentum transversum), die auf eine Polyarthritis hinweist.

92

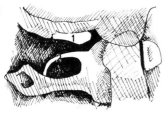

Untersuchen Sie das Röntgenbild 92 und schreiben Sie den Kommentar und die Interpretation nieder.

Kommentar:
- Verknöcherung unter dem Foramen magnum (1);
- sichelförmige Verknöcherung über dem hinteren Atlasbogen (2).

Interpretation: Die unregelmäßige Verknöcherung unter dem Foramen magnum ist nicht pathologisch. Die über dem Atlasbogen gelegene Verknöcherung wird als Foramen arcuale oder Ponticulus atlantis posterior bezeichnet und hat auch keine nosographische Bedeutung und keinen pathogenen Wert. Der Leser hat den lateralen Teil des Ponticulus atlantis bereits im Fall 21 gesehen.

93

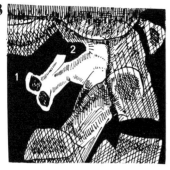

Untersuchen Sie das Röntgenbild 93 und schreiben Sie den Kommentar und die Interpretation nieder.

Kommentar: Überzähliger hinterer Atlasbogen, der mit dem normal liegenden hinteren Atlasbogen synostosiert ist (1). Die überzählige Struktur erstreckt sich bis vor die Rinne der A. vertebralis (2), die frei bleibt.

Interpretation: Vertebralisation der Hinterhauptschuppe, die einen supplementären Atlasbogen bildet.

Wir wollen hier eine kleine Übersicht geben, die schematisch die verschiedenen Varianten von Übergangsanomalien zeigt:
a) Normalbild des Schädel-Hals-Übergangs mit Basi-occipitale (0), Atlas (1) und Axis (2).

b) Occipitalisation des Atlas. Bei unvollständigen, partiellen Fällen ist nur ein Teil des Atlas synostosiert. Bei der totalen Form sind sowohl der vordere Atlasbogen mit dem Basion (1), der hintere Atlasbogen mit der Occipitalschuppe (2) und die Massae laterales mit den Condylen (3) synostosiert (Fälle 60, 72, 116 und 140).

c) Vertebralisation des Hinterhauptbeines. Hier gibt es auch verschiedene Varianten: die Vertebralisation der Schuppe in Form von freien Ossikeln im suboccipitalen Raum, darunter den gezeigten überzähligen Atlasbogen (1) des Falles 93, die Vertebralisation der Condylen mit Peninsula-ähnlichen Condylen (2) oder freien Condylen (3) wie im Fall 43.

d) Occipitalisation des vorderen Atlasbogens (1) und Vertebralisation des hinteren Atlasbogens (2) im selben Fall (siehe 127).

e) Persistenz der sphenooccipitalen Synchondrose (Fall 63).

f) Persistenz der sphenooccipitalen Synchondrose (1) und Hypoplasie des Basioccipitale (2) mit basilärer Impression (3); siehe Fall 62.

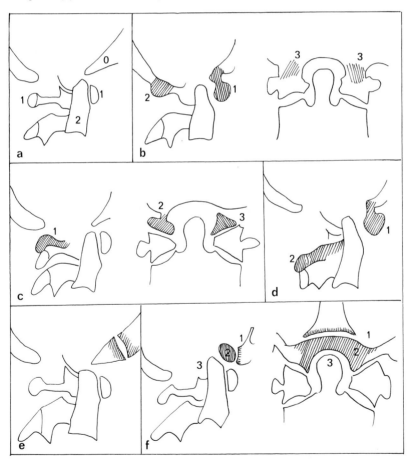

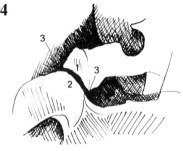

Untersuchen Sie das Röntgenbild 94 und schreiben Sie den Kommentar und die Interpretation nieder.

Kommentar: Enger Raum zwischen den hinteren Bögen von C1 (1) und C2 (2).

Interpretation: Abnormales Gelenk zwischen C1 und C2 (3). Es handelt sich um eine Variante von Blockwirbelbildung. Die Stabilität ist mit Bildern in ventraler und dorsaler Flexion weiter zu untersuchen.

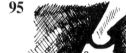

Untersuchen Sie das Röntgenbild 95 und schreiben Sie den Kommentar und die Interpretation nieder.

Kommentar: Abnormale Ossifikation am oberen Rand des vorderen Atlasbogens (1), die sich weiter bis zwischen Basion und Axiszahn ausdehnt (2).

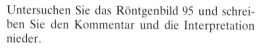

Interpretation: Hyperostose der Weichteile. Es gibt verschiedene Hypothesen zu besprechen:
- vertebrale Hyperostose von Forestier-Rotes-Querol;
- Chondrocalcinose;
- idiopathische Hyperostose (DISH der Angelsachsen: „diffuse idiopathic skeletal hyperostosis").

Untersuchen Sie das Röntgenbild 96 und schreiben Sie den Kommentar und die Interpretation nieder.

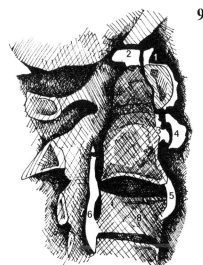

Kommentar:
- abnormale Ossifikation am oberen Rand des vorderen Atlasbogens (1);
- abnormale Ossifikation an der Spitze des Axiszahns (2);
- abnormale Ossifikation am Vorderrand des Axiskörpers (3), wo sich andeutungsweise ein vorderer Axisbogen entwickelt (4);
- Syndesmophyt C2–C3 (5);
- intrakanaläre Ossifikation der duralen und ligamentären Strukturen (6);
- verkleinerter a.-p.-Durchmesser des Zervikalkanals (7) und Platyspondylie der Wirbelkörper (8).

Interpretation:
- Ossifikation bei der sog. Japanerkrankheit (siehe Fall 69);
- zervikale Kanalstenose.

Untersuchen Sie das Röntgenbild 97 und schreiben Sie den Kommentar und die Interpretation nieder.

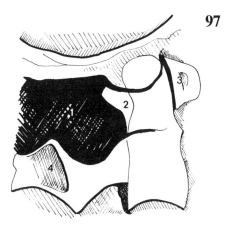

Kommentar:
- es fehlt der hintere Atlasbogen (1);
- die Massa lateralis (2) und der vordere Atlasbogen (3) sind normal;
- Hypertrophie des hinteren Axisbogens (4).

Interpretation: Konstitutionelle Aplasie des hinteren Atlasbogens mit kompensierender Hypertrophie des hinteren Axisbogens.

98

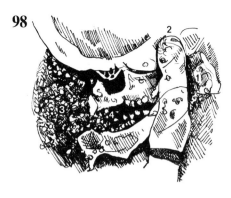

Untersuchen Sie das Röntgenbild 98 und schreiben Sie den Kommentar und die Interpretation nieder.

Kommentar:
– Osteolyse des hinteren Atlasbogens (1);
– kraniale Luxation des Axiszahns (2);
– suboccipitale Tumormasse (3);
– Kalkablagerung im Tumor (4).

Interpretation: Maligner suboccipitaler Tumor mit Osteolyse des Atlas und kraniale Luxation des Axis.

99

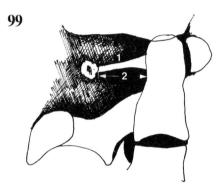

Untersuchen Sie das Röntgenbild 99 und schreiben Sie den Kommentar und die Interpretation nieder.

Kommentar: Harmonische Hypoplasie des hinteren Atlasbogens (1) mit verringertem a.-p.-Durchmesser seines Kanals (2). Die Massae laterales atlantis und der vordere Atlasbogen sind normal entwickelt.

Interpretation: Konstitutionelle Stenose des Atlaskanals durch harmonische Hypoplasie des hinteren Atlasbogens. Der Anfänger kann fragen, wieso man – ohne zu messen – eine solche Stenose bemerken kann. Er wird sehr leicht die visuelle Palpation des Kanals erlernen, so wie sie hier im Schema gezeigt ist: im Normalfall ist genügend Platz im Kanal des Atlas für den Axiskörper; bei Stenose des Atlaskanals ist nicht ausreichend Platz und bei Dilatation ist der Kanal zu weit. Siehe die Fälle 99, 137, 139 und 140.

Prinzip des visuellen Abtastens des Atlaskanals
Da der Atlas keinen Wirbelkörper hat, benutzt man den Körper des Axis. Der Leser wird ihn im Geiste in den Atlaskanal verlegen (a). Wenn er dort genügend Platz findet, bestehen normale Bedingungen (b). Sollte der Kanal jedoch zu eng sein, wie in „c", darf man eine Stenose vermuten, und wenn der Raum viel zu groß ist, eine Erweiterung des Kanals (d).

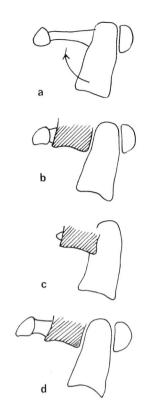

Untersuchen Sie das Röntgenbild 100 und schreiben Sie den Kommentar und die Interpretation nieder.

Kommentar: Disharmonische Dysplasie (mit veränderter Form) des hinteren Atlasbogens (1) ohne Reduktion des kanalären a.-p.-Durchmessers (2). Die Massae laterales und der vordere Atlasbogen sind normal.

Interpretation: Disharmonische Dysplasie des hinteren Atlasbogens ohne Kanalstenose.

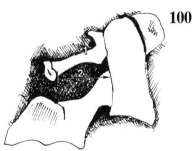

100

101

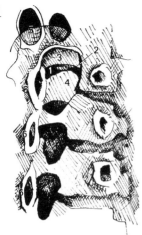

Untersuchen Sie das Röntgenbild 101 und schreiben Sie den Kommentar und die Interpretation nieder.

Kommentar: Große Lücke (1) mit Scalloping des Wirbelkörpers (2). Durch die Lücke sieht man die normale Lamina von C2 (3) und von C3 (4). Die kontrolateralen Laminae (5 und 6) sind ebenfalls normal.

Interpretation: Regelmäßige Erweiterung eines Foramen intervertebralis mit starkem Verdacht auf radikuläres Neurinom. Durch CT müssen andere Möglichkeiten ausgeschlossen werden:
– eine Arachnoidalzyste;
– ein Aneurysma;
– ein anderer benigner Tumor (Epidermoid, Meningiom).

Es wird dem Leser empfohlen, diese Lücke mit der des Falles 136 zu vergleichen.

102

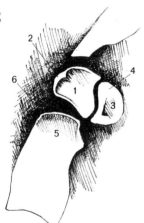

Untersuchen Sie das Röntgenbild 102 und schreiben Sie den Kommentar und die Interpretation nieder.

Kommentar:
– Fragment des Axiszahns (1) mit regelmäßiger Corticalis (2);
– Hypertrophie des vorderen Atlasbogens (3) mit sehr breiter Corticalis (4);
– nach kranial konvexer Axisstumpf (5) mit regelmäßiger Corticalis (6).

Interpretation: Spezifisches Bild eines Odontoideum mobile. Die Fehlbildung ist im Schema des Falles 14 dargestellt. Seine Dynamik ist im Fall 87 schematisiert.

103

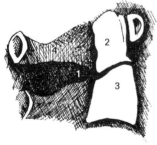

Untersuchen Sie das Röntgenbild 103 und schreiben Sie den Kommentar und die Interpretation nieder.

Kommentar: Spalt (1) zwischen Axiszahn (2) u. Axiskörper (3). Normaler Zervikalkanal (4).

Interpretation: Densfraktur. Der Leser wird den Unterschied mit dem Bild 102 notiert haben und besonders die sehr verschiedene Morphologie des vorderen Atlasbogens in beiden Fällen.

Untersuchen Sie das Röntgenbild 104 und schreiben Sie den Kommentar und die Interpretation nieder.

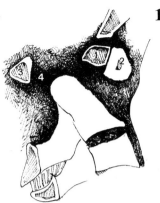

Kommentar:
- Fragment des Axiszahns (1);
- Hypertrophie des gesamten vorderen Atlasbogens und besonders seiner Corticalis (2);
- hinterer Atlasbogen (3);
- auffallende Reduktion des a.-p.-Durchmessers des Atlaskanals infolge der beträchtlichen ventralen Luxation von Schädel und Atlas in bezug auf den restlichen Axis (4).

Interpretation: Schwerwiegende Dislokation von C1–C2 durch ein Odontoideum mobile, das zusammen mit dem Atlas sehr stark ventral luxiert ist. Wegen der starken Kanalstenose am Atlas muß reponiert und chirurgisch fixiert werden.

Untersuchen Sie das Röntgenbild 105 und schreiben Sie den Kommentar und die Interpretation nieder.

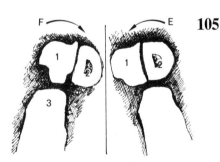

Kommentar:
- Fragment des Axiszahns (1);
- Hypertrophie des vorderen Atlasbogens und seiner Corticalis (2);
- in der Flexionsstellung des Kopfes (Ventroflexion) steht das freie Fragment (1) an seinem normalen Platz über dem Axiskörper (3);
- in der Extensionsstellung des Kopfes (Retroflexion) ist der Atlas (2) dorsal luxiert, so daß das Fragment (1) auch dorsal verlagert ist.

Interpretation: Dislokation C1–C2 durch ein Odontoideum mobile. Die anatomischen Bedingungen sind die einer guten Reposition in der ventralen Flexion des Kopfes. Retroflexion wird dem Patienten weder im Privat- noch im Berufsleben noch für eine chirurgische Behandlung empfohlen. Im Fall 87 wird eine Fehlstellung durch Retroflexion und im Fall 102 eine korrekte Stellung durch Ventroflexion gezeigt.

106

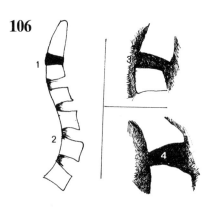

Untersuchen Sie das Röntgenbild 106 und schreiben Sie den Kommentar und die Interpretation nieder.

Kommentar:
- sigmoide (S-förmige) Achse der HWS mit Kyphose des kranialen (1) und Lordose des caudalen Segments (2);
- erhöhter Zwischenwirbelkörperraum C2–C3 (3), besonders in der Retroflexion des Kopfes (4).

Interpretation: Die Regel ist, daß bei sigmoider Verformung des HWS die Läsion im kyphotischen Segment liegt, also hier im kranialen. In diesem Fall handelt es sich um eine traumatische Scheibenläsion C2–C3. Siehe auch die sigmoide Verformung im Fall 89.

107

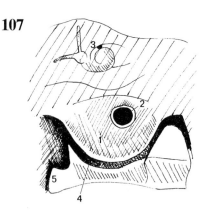

Untersuchen Sie das Röntgenbild 107 und schreiben Sie den Kommentar und die Interpretation nieder.

Kommentar:
- normaler Condylus (1);
- Canalis hypoglossi (2);
- Felsenbein mit Vestibulum (3);
- Gelenkspalt zwischen Condylus und Atlas (4);
- Atlas (5).

Interpretation: Axiale Projektion des Hypoglossus-Kanals (Normalfall) (Metzger u. Mitarb. 1958).

Untersuchen Sie das Röntgenbild 108 und schreiben Sie den Kommentar und die Interpretation nieder.

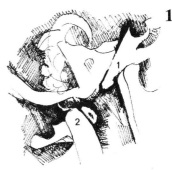

108

Kommentar: Ventrale Verlagerung des Schädels (1) in bezug auf die HWS (2).

Interpretation: Ventrale Luxation des Schädels (condyloatloidale Luxation), die durch die basiläre Linie veranschaulicht ist.

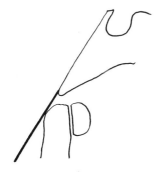
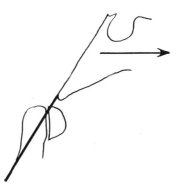

Untersuchen Sie das Röntgenbild 109 und schreiben Sie den Kommentar und die Interpretation nieder.

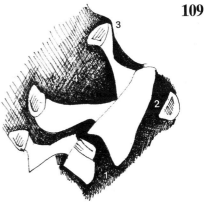

109

Kommentar:
– Treppenbildung zwischen den Wirbelkörpern von C2 und C3 in der ventralen Flexion des Kopfes (1);
– Diastasis zwischen vorderem Atlasbogen und Axiszahn (2);
– der hintere Atlasbogen ist kranialwärts gekippt gegen die Hinterhauptschuppe (3), so daß die Dornfortsätze von C1 und C2 auseinanderklaffen (4).

Interpretation: Physiologische Spondylolisthesis von C2 bei Flexion des Kopfes beim Kind.

165

110

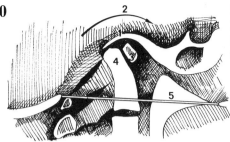

Untersuchen Sie das Röntgenbild 110 und schreiben Sie den Kommentar und die Interpretation nieder.

Kommentar:
– Hypoplasie des Basi-occipitale (1);
– konvexe Deformation der Schädelbasis, sogenannte Convexobasie (2);
– Hochstand des Atlas (3) und des Axis (4), die sich kranialwärts über die Chamberlain-Linie erstrecken (5).

Interpretation: Basiläre Impression vom Typ Déjérine. Bei betonter basilärer Impression können zwei Varianten unterschieden werden:
1) die hier wiedergegebene [von Madame J. Déjérine (1926) beschrieben];
2) die von uns publizierte (Wackenheim 1985) und hier im Fall 62 illustrierte.

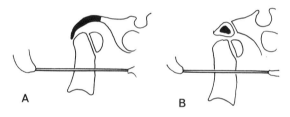

A   B

111

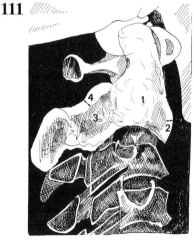

Untersuchen Sie das Röntgenbild 111 und schreiben Sie den Kommentar und die Interpretation nieder.

Kommentar:
– Hypertrophie und verstärkte Knochendichte des Axiskörpers (1);
– verwischte Grenzen und Verdickung der Corticalis des Axiskörpers (2);
– Hypertrophie des hinteren Axisbogens (3);
– verwischte Grenzen und Verdickung der Corticalis des hinteren Axisbogens (4).

Interpretation: Spezifisches Bild des Morbus Paget (eingerahmter Axis). Siehe auch Fall 26 und 44.

166

Untersuchen Sie das Röntgenbild 112 und schreiben Sie den Kommentar und die Interpretation nieder.

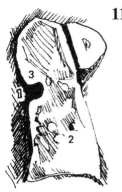

112

Kommentar: Einbuchtung am hinteren Rand des Axiskörpers (1) mit unregelmäßigen Rändern, Geoden (2) sowie eine sklerotische Reaktion (3).

Interpretation: Spezifisches Bild einer Arthritis des Gelenks zwischen Ligamentum transversum und Axiszahn.

Untersuchen Sie das Röntgenbild 113 und schreiben Sie den Kommentar und die Interpretation nieder.

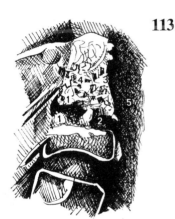

113

Kommentar:
- zerstörte Gelenkspalten (1) von C2–C3, deren Zwischenraum sehr gering ist (2);
- Resorption der Corticalis des Axis (3);
- verdickte Bälkchen der Spongiosa des Axis (4);
- verdickte praevertebrale Weichteile (5).

Interpretation: Spezifisches Bild einer Spondylodiscitis:
- veränderter Zwischenwirbelkörperraum;
- veränderte Corticalis des Wirbelkörpers;
- paradiskale Knochenlücken;
- veränderte Bälkchenstruktur der Spongiosa.

114

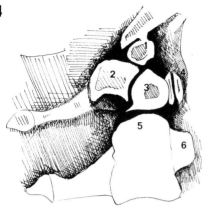

Untersuchen Sie das Röntgenbild 114 und schreiben Sie den Kommentar und die Interpretation nieder.

Kommentar:
- plumpe Verformung des Basions (1);
- Fragment des Axiszahns (2);
- vorderer Atlasbogen mit hypertrophischer Corticalis (3);
- abnorme Ossifikation ventral des Atlas (4);
- Stumpf des Axiskörpers (5);
- abnorme Ossifikation ventral des Axiskörpers (6).

Interpretation: Komplexe Fehlbildung mit Condylus tertius (1), Odontoideum mobile (2), praevertebrale Ossifikationen (4 und 6), die supplementären vorderen Wirbelbögen gleichen. Die Dynamik des Odontoideum mobile ist im Fall 87 schematisiert.

115

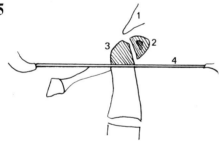

Untersuchen Sie das Röntgenbild 115 und schreiben Sie den Kommentar und die Interpretation nieder.

Kommentar:
- normale Knochenstruktur und Hypoplasie des Basi-occipitale (1);
- Hochstand des Atlas (2) und des Axis (3) in bezug auf die Chamberlain-Linie (4).

Interpretation: Leichte Form von basilärer Impression durch harmonische Hypoplasie des Basi-occipitale.

Untersuchen Sie das Röntgenbild 116 und schreiben Sie den Kommentar und die Interpretation nieder.

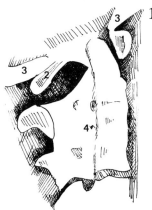

116

Kommentar:
– vorderer (1) und hinterer (2) Atlasbogen zum Teil mit dem Hinterhaupt verschmolzen (3);
– multiple zervikale Blockwirbel (4)

Interpretation: Occipitalisation des Atlas (Block C0–C1) und zervikale Blockwirbel (C2–C3–C4).

Untersuchen Sie das Röntgenbild 117 und schreiben Sie den Kommentar und die Interpretation nieder.

117

Kommentar:
– mehrere Ossikel (1) besetzen den Raum zwischen Basion, vorderem Atlasbogen und Spitze des Axiszahns;
– ovale, diskret verkalkte Strukturen am hinteren Rand des Axiszahns (2).

Interpretation: Die Hyperostose über dem Axiszahn und dem vorderen Atlasbogen ist ähnlich der des Falles 95. Dazu kommt die Verkalkung des Ligamentum transversum, so daß man an eine Chondrocalcinose denken kann, wie in den Fällen 41 und 78. Röntgenaufnahmen anderer Gelenke werden spezifische Verkalkungen zeigen.

118

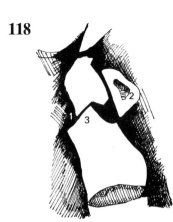

Untersuchen Sie das Röntgenbild 118 und schreiben Sie den Kommentar und die Interpretation nieder.

Kommentar:
- Spalt an der Basis des Axiszahns (1);
- normaler Atlas (2);
- unregelmäßige Abgrenzung des Axisstumpfes (3).

Interpretation: Pseudarthrose nach Densfraktur.

119

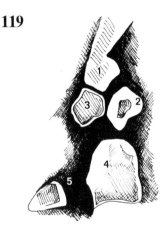

Untersuchen Sie das Röntgenbild 119 und schreiben Sie den Kommentar und die Interpretation nieder.

Kommentar:
- massive Verformung des Basion (1);
- vorderer Atlasbogen (2);
- freies Fragment des Axiszahns (3);
- regelmäßig abgerundeter Axiskörperstumpf (4);
- schwacher a.-p.-Durchmesser des Axiskanals (5).

Interpretation: Dreifache Fehlbildung:
- Condylus tertius (1);
- Odontoideum mobile (3);
- Kanalstenose (5).

Die visuelle Palpation des Kanals ist in den Fällen 137, 139 und 140 illustriert, die Dynamik des Odontoideum mobile im Fall 87.

170

Untersuchen Sie das Röntgenbild 120 und schreiben Sie den Kommentar und die Interpretation nieder.

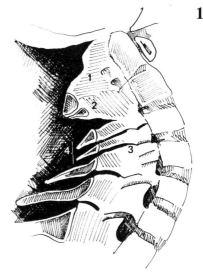

Kommentar:
- Fusion der Wirbelbögen von C1 (1) und C2 (2);
- vergrößerter a.-p.-Durchmesser des Zervikalkanals (3);
- keine Wahrnehmung von Drillingen (4).

Interpretation: Doppelte Fehlbildung:
- Blockwirbel C1–C2;
- Erweiterung des Wirbelkanals.
Das Fehlen von Drillingen spricht für einen Fehlbildungsmechanismus der Kanalerweiterung.

Untersuchen Sie das Röntgenbild 121 und schreiben Sie den Kommentar und die Interpretation nieder.

Kommentar:
- Diastasis zwischen vorderem Atlasbogen und Dens (1), durch Retroflexion reponiert (2);
- Osteolyse des Axiszahns (3);
- verminderter a.-p.-Durchmesser des Kanals in der Höhe des Atlas (4) wegen der C1–C2-Dislokation, die den Schädel und den Atlas nach ventral luxiert hat. Die Weichteile sind durch den vorderen Atlasbogen auch nach ventral verlagert (5).

Interpretation: Spezifisches Bild einer Polyarthritis mit zerstörtem Axiszahn und zerstörten Gelenken des Dens mit dem vorderen Atlasbogen und mit dem Ligamentum transversum. Siehe auch die Fälle 67, 88, 128, 146, 153, 156 und 157.

122

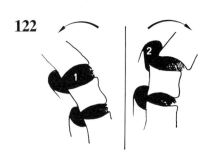

Untersuchen Sie das Röntgenbild 122 und schreiben Sie den Kommentar und die Interpretation nieder.

Kommentar: Vergrößerter Zwischenwirbelkörperraum C2–C3. Die Vergrößerung ist besonders in der Retroflexion (Extension) sichtbar (1). Sie ist in der Flexion (Ventroflexion) weniger betont (2).

Interpretation: Geschädigte Scheibe C2–C3 (wahrscheinlich nach einem Trauma).

123

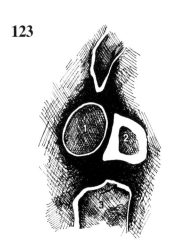

Untersuchen Sie das Röntgenbild 123 und schreiben Sie den Kommentar und die Interpretation nieder.

Kommentar:
– rundes Fragment des Axiszahns mit feiner und präziser Corticalis (1);
– vorderer Atlasbogen, hypertrophiert mit breiter und dichter Corticalis (2);
– Axisstumpf mit regelmäßiger und dichter Corticalis (3).

Interpretation: Pathognomonisches Bild eines Odontoideum mobile. Jetzt hat der Leser verstanden, daß es sich hier um die Retroflexion (Extension) des Kopfes handelt. Diese Stellung ist im Fall 87 schematisiert und entspricht der dorsalen Luxation des Atlas: vorderer Atlasbogen über dem Axiskörper.

Untersuchen Sie das Röntgenbild 124 und schreiben Sie den Kommentar und die Interpretation nieder.

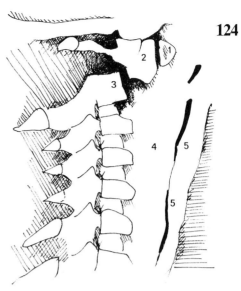

124

Kommentar:
- Atlas (1) und Dens (2) sind ventral zum Axis (3) verlagert;
- stark betonte Verdickung der praevertebralen Weichteile (4);
- ventral verlagerter retropharyngealer Raum (5).

Interpretation: Densfraktur mit ventraler Verlagerung des Atlas und praevertebrales Hämatom.

Untersuchen Sie das Röntgenbild 125 und schreiben Sie den Kommentar und die Interpretation nieder.

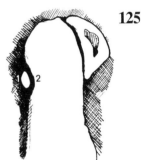

125

Kommentar: Ovales Ossikel (1) in einer Ausbuchtung der hinteren Wand des Dens (2).

Interpretation: Verknöchertes Ligamentum transversum. Verschiedene Möglichkeiten stehen zur Diskussion: Sesamoid? Chondrocalcinose? Hyperostose von Forestier-Rotes-Querol? Idiopathische Hyperostose (DISH)?

Untersuchen Sie das Röntgenbild 126 und schreiben Sie den Kommentar und die Interpretation nieder.

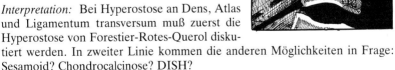

126

Kommentar:
- schnabelförmige Hyperostose am Apex des Dens (1);
- ähnlich Hyperostose am oberen Rand des vorderen Atlasbogens (2);
- dreieckiges Ossikel (3) in einer Ausbuchtung am hinteren Rand des Dens (4).

Interpretation: Bei Hyperostose an Dens, Atlas und Ligamentum transversum muß zuerst die Hyperostose von Forestier-Rotes-Querol diskutiert werden. In zweiter Linie kommen die anderen Möglichkeiten in Frage: Sesamoid? Chondrocalcinose? DISH?

173

127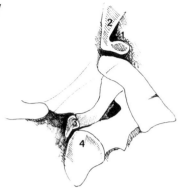

Untersuchen Sie das Röntgenbild 127 und schreiben Sie den Kommentar und die Interpretation nieder.

Kommentar:
– Fusion des vorderen Atlasbogens (1) mit dem Basi-occipitale (2);
– Fusion des hinteren Atlasbogens (3) mit dem hinteren Axisbogen (4).

Interpretation: Im Fall 70 haben wir bereits diese Fehlbildung vorgestellt, und zwar das Vorkommen einer Occipitalisation des vorderen Atlasbogens und eine Vertebralisation des hinteren Atlasbogens beim selben Patienten. Im Schema wird oben die Situation bei gewöhnlicher Occipitalisation angegeben. Unten im Schema sieht man die im Fall 127 bestehende ventrale Occipitalisation und dorsale Vertebralisation des Atlas.

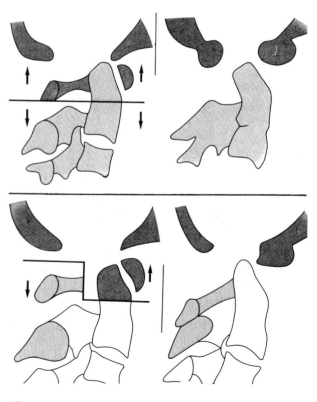

Untersuchen Sie das Röntgenbild 128 und schreiben Sie den Kommentar und die Interpretation nieder.

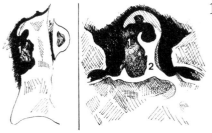

128

Kommentar:
- große Ausbuchtung mit unregelmäßigen und sklerotischen Erosionen am hinteren Rand des Dens (1);
- im Frontalbild ist die Lücke median und rechts paramedian zu sehen. Man unterscheidet besser die Sklerose des restlichen Dens (2).

Interpretation: Spezifisches Bild einer Polyarthritis mit Osteolyse am Dens.

Untersuchen Sie das Röntgenbild 129 und schreiben Sie den Kommentar und die Interpretation nieder.

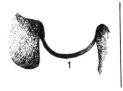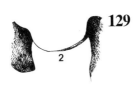

129

Kommentar:
links: normales condyloatloidales Gelenk (1);
rechts: sehr enger Spalt des condyloatloidalen Gelenks (2).

Interpretation: Condyloatloidale Arthritis auf der rechten Seite.

Untersuchen Sie das Röntgenbild 130 und schreiben Sie den Kommentar und die Interpretation nieder.

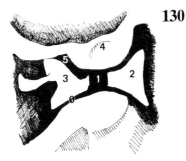

130

Kommentar:
- breiter Spalt (1) mit einem vorderen Teil (2) und einem hinteren Teil (3) der Massa lateralis atlantis;
- Condylus (4);
- condyloatloidaler Gelenkspalt (5);
- atlantoaxoidales Gelenk (6).

Interpretation: Fraktur der Massa lateralis atlantis.

131

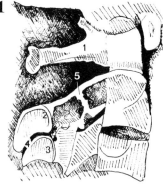

Untersuchen Sie das Röntgenbild 131 und schreiben Sie den Kommentar und die Interpretation nieder.

Kommentar:
– normaler Atlas (1);
– überlagerte Dornfortsätze von C2 (2) und C3 (3), so daß der Raum zwischen den Dornfortsätzen fehlt (4);
– nur der sehr aufmerksame Leser hat eine sklerotische Linie bemerkt (5).

Interpretation: Ausgeheilte Fraktur des Pedikels von C2 mit kaudalem Kippen des hinteren Axisbogens (4). Lieber Leser, Sie werden etwas ungläubig sein, insbesondere wegen der unter „5" angegebenen sklerotischen Zone. Am besten gehen wir zum Bild 132 über.

132

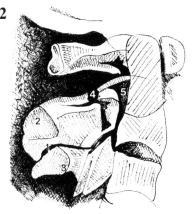

Untersuchen Sie das Röntgenbild 132 und schreiben Sie den Kommentar und die Interpretation nieder.

Kommentar: Sehr enger Raum (1) zwischen den hinteren Wirbelbögen von C2 (2) und C3 (3) wegen des kaudalen Kippens des Bogens von C2 infolge der Spalten (4 und 5) im Pedikel von C2.

Interpretation: Doppelte Pedikelfraktur des Axis, auch „Hangman-fracture" genannt.

Lieber Leser, können Sie jetzt den Kommentar und die Interpretation im Fall 131 eher akzeptieren? Wie Sie sicher nicht wußten, ist der Fall 132 (nach dem Trauma) derselbe wie 131 (nach Behandlung).

Untersuchen Sie das Röntgenbild 133 und schreiben Sie den Kommentar und die Interpretation nieder.

Kommentar: Mehr oder weniger durchlaufende Spalten im hinteren Atlasbogen *(Pfeile).*

Interpretation: Frakturen am hinteren Atlasbogen. Sie kommen bei schräger Projektion etwas besser zum Vorschein, wenn der linke und rechte Teil des Bogens nicht übereinander projiziert sind.

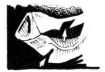

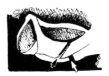

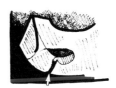

133

Untersuchen Sie das Röntgenbild 134 und schreiben Sie den Kommentar und die Interpretation nieder.

Kommentar:
– Spalt im Pedikel von C3 (1);
– der kontrolaterale Pedikel ist normal (2).

Interpretation: Pedikelfraktur von C3.

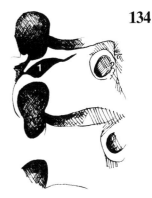

134

Untersuchen Sie das Röntgenbild 135 und schreiben Sie den Kommentar und die Interpretation nieder.

Kommentar: Hyperostose am unteren Rand des vorderen Atlasbogens (1). Diese Hyperostose besteht aus einer Corticalis (2) und einer Spongiosa (3).

Interpretation: Ossifikation eines überzähligen vorderen Atlasbogens.

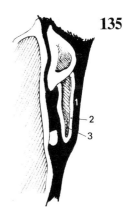

135

136 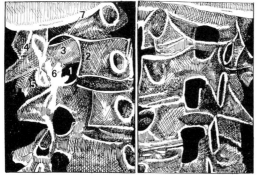 Untersuchen Sie das Röntgenbild 136 und schreiben Sie den Kommentar und die Interpretation nieder.

Kommentar:
- große Lücke (1) mit Scalloping am Wirbelkörper (2) und normal projizierte Lamina von C3 (3). Die kontrolateralen Laminae sind sehr verändert (4 und 5), nicht ausgerichtet und sklerotisch. Außerdem besteht noch eine hyperostotische Masse (6);
- die Lücke ist nur nach ventral von einem sklerotischen Rand begrenzt (7). Nach dorsal ist dieser Rahmen unterbrochen.

Interpretation: Vergrößertes Foramen intervertebralis mit veränderten Laminae, so daß die Hypothese eines Neurinoms auszuschalten ist. Der unvollständige Rahmen des Foramen kann außerdem auf einen malignen Prozeß hinweisen. Der Leser sollte den Unterschied dieses Bildes mit dem des Falles 101 gut ins Auge fassen.

137 Untersuchen Sie die Röntgenbilder 137a, b und c und schreiben Sie den Kommentar und die Interpretation nieder.

Kommentar: Man unterscheidet ohne weiteres:
- freies Fragment des Axiszahns;
- vorderer Atlasbogen;
- Axisstumpf;
- vergrößerter a.-p.-Durchmesser des Atlaskanals.

Interpretation: Es handelt sich um die weit verbreitete Fehlbildung, die man Odontoideum mobile nennt. In diesem Fall gibt es außerdem eine Vergrößerung des Atlaskanals, so daß man an begleitende Fehlbildungen des Nervensystems denken muß. Wie kann der Lernende, ohne zu messen, den zu großen a.-p.-Durchmesser des Atlas wahrnehmen? Wir schlagen vor, im Geiste den Axiskörper in den Atlaskanal zu verlagern und illustrieren den Vorgang, die visuelle Palpation, in den Figuren 137b und c wie schon im Schema des Falles 99. Im Normalfall findet der Axiskörper genügend Platz im Atlaskanal. Wenn nicht, wird an eine Stenose gedacht und gemessen. Wenn im Gegenteil viel zu viel Platz vorhanden ist, wird an eine Kanaldilatation gedacht. Diese visuelle Palpation soll selbstverständlich nicht absolut sein. Sie soll dem Leser zur Wahrnehmung der Stenose und der Dilatation des Kanals helfen und ihn zu genauen Messungen anregen (siehe Fall 69).

Untersuchen Sie das Röntgenbild 138 und schreiben Sie den Kommentar und die Interpretation nieder.

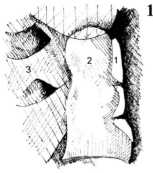

138

Kommentar:
– der vordere Atlasbogen (1) ist mit dem Dens (2) verschmolzen;
– der hintere Atlasbogen ist normal (3).

Interpretation: Lieber Leser, ich gehe davon aus, daß Sie die im Fall 58 gelernte Fehlbildung erkannt haben! Wenn nicht, schreiben Sie mir bitte und geben Sie mir die Gründe an, damit ich meine Unterrichtsmethode danach ausrichte!

Untersuchen Sie die Röntgenbilder 139a, b und c und schreiben Sie den **139** Kommentar und die Interpretation nieder.

Kommentar: Vorderer und hinterer Atlasbogen, Axiszahn, Axiskörper und hinterer Axisbogen sind normal. Der a.-p.-Durchmesser ist jedoch zu klein, sowohl am Atlaskanal wie am Axiskanal und am dritten Halswirbel.

Interpretation: Kanalstenose von C1, C2 und C3. Durch unsere Methode der visuellen Palpation (139b und c) ist veranschaulicht, daß der Atlaskanal kleiner ist als der Axiskörper, der Axiskanal kleiner als der Axiskörper und der Kanal von C3 kleiner als der Wirbelkörper von C3.

Untersuchen Sie die Röntgenbilder 140a, b und c und schreiben Sie den Kommentar und die Interpretation nieder.

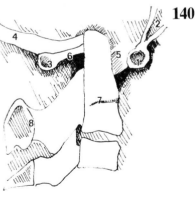

140

Kommentar:
– der vordere Atlasbogen (1) ist mit dem Basion (2) verschmolzen. Der hintere Atlasbogen (3) ist mit der Hinterhauptschuppe verschmolzen (4);
– odontoatloidale Diastasis (5);
– korrelative Enge des Wirbelkanals am Atlas (6);
– Blockwirbel C2–C3 sowohl der Körper (7) als auch der Bögen (8).

Interpretation: Occipitalisation des Atlas (Block C0–C1) und Blockwirbel C2–C3 mit Insuffizienz des Ligamentum transversum und Kanalstenose am Atlas. Die Bilder 140b und c illustrieren die Methode der visuellen Palpation des Atlaskanals, hier mit dem Körper von C3.

141

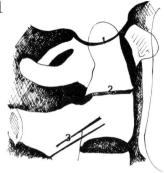

Untersuchen Sie das Röntgenbild 141 und schreiben Sie den Kommentar und die Interpretation nieder.

Der Leser hat festgestellt, daß es sich hier um eine Zonographie handelt, das heißt, um eine lineare Tomographie mit kleinem Verwischungswinkel.

Kommentar:
– Spalt des condyloatloidalen Gelenks (1);
– Spalt des atlantoaxoidalen Gelenks (2);
– die Spalte der Bogengelenke sind auch sichtbar (3).

Interpretation: Normale Zonographie mit guter Darstellung vieler Gelenkspalten (1, 2, 3).

142

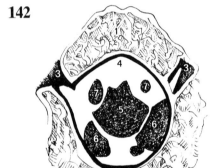

Untersuchen Sie das CT-Bild 142 und schreiben Sie den Kommentar und die Interpretation nieder.

Der Leser hat festgestellt, daß es sich um einen axialen CT-Schnitt handelt, der im Foramen magnum liegt. Die CT erfolgte nach intrathecaler Injektion eines wasserlöslichen Kontrastmittels.

Kommentar: Auf diesem axialen Schnitt sind normale Strukturen zu identifizieren:
– vorderer Rand des Foramen magnum (Basion) (1);
– hinterer Rand des Foramen magnum (Opisthion) (2);
– Hypoglossus-Kanal (3);
– Subarachnoidalräume mit wasserlöslichem Kontrastmittel (4);
– Medulla oblongata (5);
– Tonsillen (6);
– Aa. vertebrales (7).

Interpretation: Normalbild der intrakanalären Strukturen des Schädel-Hals-Übergangs.

Untersuchen Sie das Röntgenbild 143 und schreiben Sie den Kommentar und die Interpretation nieder.

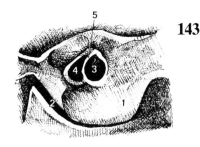

Kommentar: Folgende Strukturen sind leicht zu erkennen:
- Condylus (1);
- condyloatloidales Gelenk (2);
- Canalis hypoglossus, der hier eine ungewöhnliche Form hat. Man unterscheidet einen runden vorderen Anteil (3) und einen zweiten (4) mehr dreieckigen, von dem ersten durch eine Knochenwand (5) getrennt.

Interpretation: Häufige konstitutionelle Anomalie: Verdoppelung des Canalis hypoglossus.

Untersuchen Sie das Röntgenbild 144 und schreiben Sie den Kommentar und die Interpretation nieder.

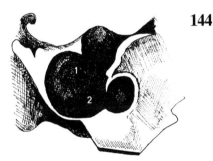

Kommentar: Zwei Veränderungen sind offensichtlich:
- die Vergrößerung der Projektionsfläche des Foramen jugulare (1);
- eine unterbrochene Corticalis des Canalis hypoglossus (2).

Interpretation: Das vergrößerte Foramen jugulare (1) hat nur eine schwache Spezifität. Die Corticalis-Ruptur ist hingegen sehr signifikativ. Beide Zeichen sprechen für einen expansiven Prozeß. Es handelt sich hier um einen Glomustumor.

145

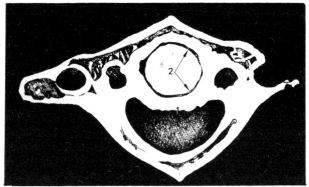

Untersuchen Sie das CT-Bild 145 und schreiben Sie den Kommentar und die Interpretation nieder.

Kommentar: Massive Ossifikation des Ligamentum transversum (1). Der Raum zwischen Atlas und Dens ist besonders eng (2).

Interpretation: Hyperostose des Ligamentum transversum. Wir haben diese Hyperostose mehrmals ätiologisch besprochen. Im gegebenen Fall handelt es sich um eine seltene Hyperostose bei Akromegalie.

146

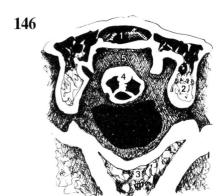

Untersuchen Sie das CT-Bild 146 und schreiben Sie den Kommentar und die Interpretation nieder.

Kommentar:
– axialer Schnitt in Höhe des Atlas mit vorderem Atlasbogen (1), Massae laterales (2), hinterer Atlasbogen (3);
– Dens axis (4);
– Diastasis zwischen vorderem Atlasbogen und Dens (5).

Interpretation: Insuffizienz des Ligamentum transversum. Suche nach der Ätiologie wie in den Fällen 67, 88, 121, 128, 153, 156 und 157.

Untersuchen Sie das CT-Bild 147 und schreiben Sie den Kommentar und die Interpretation nieder.

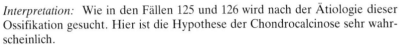

Kommentar:
- Ossifikation des Ligamentum transversum (1);
- Ossifikation der Ligamenta alare (2).

Interpretation: Wie in den Fällen 125 und 126 wird nach der Ätiologie dieser Ossifikation gesucht. Hier ist die Hypothese der Chondrocalcinose sehr wahrscheinlich.

Dieser Fall 147 soll auch zeigen, welch großen Fortschritt die CT gebracht hat (vergleiche die Fälle 78 und 117).

Untersuchen Sie das CT-Bild 148 und schreiben Sie den Kommentar und die Interpretation nieder.

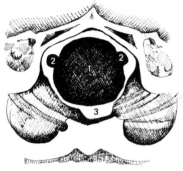

Kommentar:
- vergrößerter Durchmesser der Medulla oblongata (1);
- Aa. vertebrales (2);
- wasserlösliches Kontrastmittel im peribulbären Subarachnoidalraum (3).

Interpretation: Expansionsprozeß der Medulla oblongata: Tumor oder Zyste?

Untersuchen Sie das CT-Bild 149 und schreiben Sie den Kommentar und die Interpretation nieder.

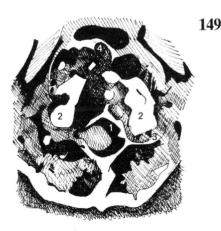

Kommentar:
- verengtes Foramen magnum (1);
- großer symmetrischer und kalkreicher Tumor (2) mit inneren Aufteilungen (3), in den Sinus sphenoidalis wachsend (4).

Interpretation: Tumor des Basion: Chordom.

150

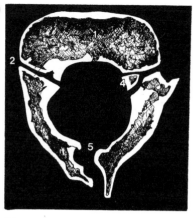

Untersuchen Sie das CT-Bild 150 und schreiben Sie den Kommentar und die Interpretation nieder.

Kommentar:
- zervikaler Wirbelkörper (1);
- der rechte Pedikel ist nicht mit dem Wirbelkörper verwachsen; ein regelmäßiger, von einer klaren Corticalis begrenzter Spalt trennt ihn davon (3);
- links gibt es eine analoge Fehlbildung. Dazu kommt ein selbständiges Ossikel am inneren Pol des Spaltes (4);
- fehlende Fusion des hinteren Bogens auf der Mittellinie (5). Hier ist die Corticalis des Spaltes sehr regelmäßig ausgebildet.

Interpretation: Dreifache Spaltbildung an einem zervikalen Wirbel (konstitutionelle Spondylolysen). Der Leser sollte den Unterschied mit den Fällen 151 und 152 beachten.

151

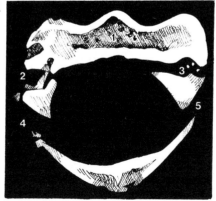

Untersuchen Sie das CT-Bild 151 und schreiben Sie den Kommentar und die Interpretation nieder.

Kommentar:
- zervikaler Wirbelkörper (1);
- multiple Spalten: rechter Pedikel (2), linker Pedikel (3), rechter Schenkel (4) und linker Schenkel (5) des hinteren Wirbelbogens.

Interpretation: Multiple Frakturen. Die Knochenspalten sind unregelmäßig, ohne Corticalis. Sie unterscheiden sich gut von konstitutionellen Spalten wie im vorhergehenden Fall.

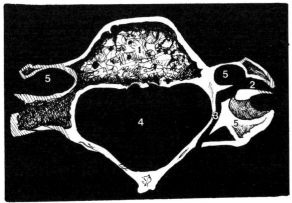

Untersuchen Sie das CT-Bild 152 und schreiben Sie den Kommentar und die Interpretation nieder.

Kommentar:
- zervikaler Wirbelkörper (1);
- Spalt, der durch die lateralen Strukturen des Wirbels läuft, transversal im vorderen Teil (2) und ventrodorsal im hinteren Teil (3);
- normaler Wirbelkanal (4);
- normale Foramina transversales (5);
- starke Sklerosierung des linken Querfortsatzes (6).

Interpretation: Fraktur der linken lateralen Strukturen eines Zervikalwirbels.

Untersuchen Sie das CT-Bild 153 und schreiben Sie den Kommentar und die Interpretation nieder.

Kommentar:
- Foramen magnum (1);
- Hypoglossus-Kanal (2);
- Osteoporose des Basion (3);
- Resorption der Corticalis am Dens (4);
- Diastasis (5).

Interpretation: Polyarthritis mit Osteoporose und C1–C2-Dislokation.

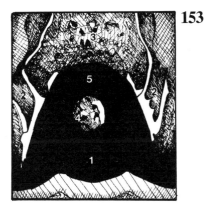

154

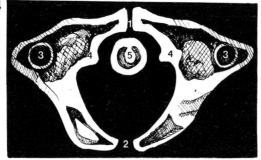

Untersuchen Sie das CT-Bild 154 und schreiben Sie den Kommentar und die Interpretation nieder.

Kommentar:
- nicht geschlossener vorderer Atlasbogen (1);
- nicht geschlossener hinterer Atlasbogen (2);
- Foramen transversarium (3);
- Tuberculum des Ligamentum transversum (4);
- Processus odontoideum (5).

Interpretation: Fehlbildung, die als „Split atlas" bezeichnet wird (fehlerhafte mediale Verknöcherung des vorderen und hinteren Atlasbogens).

155

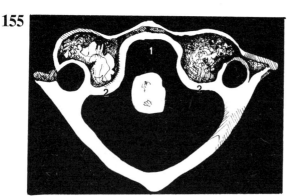

Untersuchen Sie das CT-Bild 155 und schreiben Sie den Kommentar und die Interpretation nieder.

Kommentar:
- Diastasis zwischen vorderem Atlasbogen und Dens axis (1);
- normale Corticalis (2).

Interpretation: Insuffizienz des Ligamentum transversum. Ohne Osteolyse und ohne Osteoporose muß der Leser zuerst an eine Fehlbildung denken.

Untersuchen Sie das CT-Bild 156 und schreiben Sie den Kommentar und die Interpretation nieder.

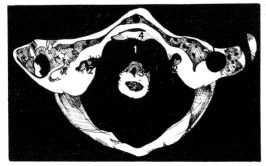

156

Kommentar:
– Diastasis zwischen vorderem Atlasbogen und Dens axis (1);
– Osteolyse des Tuberculum des Ligamentum transversum (2);
– verwischte Corticalis (3);
– Verkalkung an den Weichteilen des Gelenks (4).

Interpretation: Insuffizienz des Ligamentum transversum. Wegen der Osteoporose und Osteolyse wird Polyarthritis vermutet.

Untersuchen Sie das CT-Bild 157 und schreiben Sie den Kommentar und die Interpretation nieder.

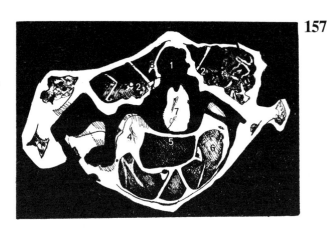

157

Kommentar:
– Diastasis der C1–C2-Dislokation (1);
– Osteolyse des Tuberculum transversum (2);
– unregelmäßige Corticalis (3);
– wasserlösliches Kontrastmittel im Subarachnoidalraum (4);
– Kompression der Medulla oblongata (5);
– Tonsillen (6);
– luxierter und zum Teil osteolytischer Axiszahn (7).

Interpretation: Insuffizienz des Ligamentum transversum mit C1–C2-Dislokation und Medulla-Kompression in einem Fall von Polyarthritis. Es wird an die vielen hier gezeigten Fälle erinnert: 67, 88, 121, 128, 146, 153 und 156.

158

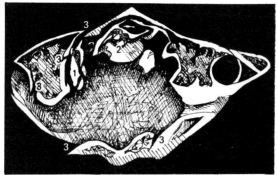

Untersuchen Sie das CT-Bild 158 und schreiben Sie den Kommentar und die Interpretation nieder.

Kommentar:
– multiple Unterbrechungen der Corticalis des Atlas (1);
– multiple Fragmente des Dens axis (2);
– multiple Spalten (3).

Interpretation: Atlas und Dens axis durch ein Trauma zertrümmert.

Literaturverzeichnis

Déjérine J (1926) Dystrophie osseuse par aplasie de la substance spongieuse du corps basilaire de l'occipital. Rev Neurol 2:281–300

Dirheimer Y, Wackenheim C, Dietemann JL (1985) Calcifications of the transverse ligament in calcium dihydrate deposition disease (CPPD). Neuroradiology 27:87

Fischgold H, Metzger J (1961) Malformations de la charnière cervico-occipitale. Masson, Paris

McRae DL (1953) Bony abnormalities in the region of the foramen magnum: correlation of anatomic and neurologic findings. Acta Radiol (Stockh) 40:335

Metzger J, Dary M, Wackenheim A (1958) Etude radio-anatomique du canal condylien antérieur. J Radiol Electrol 39:640–644

Thiébaut F, Wackenheim A, Vrousos C (1963) La ligne basilaire (étude d'une ligne d'orientation verticale pour la reconnaissance des déplacements antérieurs et postérieurs de la dent de l'axis dans les malformations et traumatismes de la charnière cervico-occipitale). Sem Hôp Paris 3–4:43–46

Wackenheim A (1966) La ligne médiane de la charnière cervico-occipitale. Etude d'une ligne intervestibulaire. Sem Hôp Paris 42:1448–1451

Wackenheim A (1967) La dislocation transversale de la charnière cervico-occipitale. Rev Otoneuroophtalmol 39:364–373

Wackenheim A (1971) Densaplasia with atlantoaxial fusion. A special and stable form of densaplasia. Neuroradiology 2:76–79

Wackenheim A (1974a) Dens tripartitus. Neuroradiology 8:181

Wackenheim A (1974b) Vertebralization of the occipital condyles. In: The cervical spine. Huber, Bern, pp 203–204

Wackenheim A (1976) Le rachis cervical sigmoide. Ann Radiol 19:469–473

Wackenheim A (1978a) C1/2 block vertebra, fusion of the anterior arch of the atlas with the axis, follow-up of the fusion in a child. Neuroradiology 16:416–417

Wackenheim A (1978b) La dynamique de l'odontoïde mobile. J Radiol Electrol 592:107–108

Wackenheim A (1982) Occipitalization of the ventral part and vertebralization of the dorsal part of the atlas with insufficiency of the transverse ligament. Neuroradiology 24:45–47

Wackenheim A (1983) Radiodiagnosis of the vertebrae in adults. Springer, Berlin Heidelberg New York

Wackenheim A (1984a) La lecture structuraliste de l'image radiologique. J Radiol 65:61–69

Wackenheim A (1984b) La ségrégation d'unités figurales par la proximité et la ressemblance de leur composants. J Radiol 65,6–7:437–441

Wackenheim A (1985) Hypoplasia of the basi-occipital bone and persistence of the spheno-occipital synchondrosis in a patient with transitory supplementary fissure of the basi-occipital. Neuroradiology 27:226–231

Wackenheim A (1985) Prolegomena to a structuralist analysis of radiological images. Eur J Radiol (in press)

Wackenheim A, Dirheimer Y (1974) L'apophyse odontoïde couronnée. A propos du mécanisme de développement de certaines images de manifestation de la vertèbre occipitale. Sem Hôp Paris 50:2077–2080

Wackenheim A, Wiest-Million S, Vaccari U, Dupuis M (1981) L'image radiologique de l'espace rétropharyngien. Radiol J CEPUR 1:123–131

Sachverzeichnis

Akromegalie 182
Arthritis 125, 146, 150, 167
Asymmetrie 117, 118, 123, 126, 131, 134, 135
Atlasstenose 160, 161, 163, 179

Basiläre Impression 117, 141, 142, 152, 157, 166
Basiläre Linie 138, 165
Bidigastrische Linie 111
Blockwirbel 121, 126, 139, 151, 169, 171
Bobby Helm 153

Chorda dorsalis 152
Chordom 183
Chondrocalcinose 130, 150, 169, 183
Condylusfraktur 120, 121, 124, 125
Condylus tertius 126, 143, 150, 168, 170

Densaplasie 114
Densfraktur 151, 162, 170, 173
Dens tripartitus 119, 121, 132
Dislokation 114, 146, 163
Drillingsbild 152, 155, 171,

Enukleation 127, 128
Epiphysiolyse 148
Erweiterung 171

Foramen arcuale 122, 153
Fraktur 149, 175, 177, 184
Fremdkörper 129

Gekrönter Axiszahn 131
Glomustumor 181

Hämatom 148, 149, 151
Hangman-Fraktur 176
Hemihypoplasie 117
Hemi-Impression 118
Hemivertebra 126
Hilfslinie 109
Hyperostose 131, 158, 169, 177
Hypoglossus 134, 139, 164, 181

Insuffizienz des Ligamentum transversum 143, 146, 182, 186
Interpretation 1
Intervestibuläre Linie 111, 134, 135

Japanerkrankheit 144, 145, 159
Jefferson-Fraktur 120, 125

Kommentar 1
Konvexobasie 142

Ligamentum transversum 143, 150, 154, 173
Luxation 114, 124, 127, 128, 133, 141, 146

Medulla oblongata 183
Metastase 127, 128, 134, 141
Mongolismus 154
Morbus Paget 124, 166
Morbus von Recklinghausen 154

Morquio 150
Mucopolysaccharidose 150

Neurinom 162

Occipitalwirbel 143, 144
Odontoideum mobile 118, 126,
132, 133, 153, 162, 163, 168,
170, 172
Okzipitalisation des Atlas 117,
140, 146, 149, 157, 169, 174,
179
Ossiculum Bergmann 119, 122
Ossifikationszentren 116, 119,
132, 133
Osteolyse 146
Osteoporose 146

Persistierende Scheibe C1–C2
119, 121
Polyarthritis 128, 156, 171, 175,
185
Ponticulus atlantis lateralis 122
Ponticulus atlantis posterior 156
Processus intercondylomasto-
ideus 123, 125, 131
Processus supratransversarius
123, 131
Pseudoarthrose 170

Retropharyngealer Raum 148
Rotation 112, 113, 129, 130

Scalloping 162
Sigmoide Verformung 164
Signifikat 1
Signifikant 1
Spalt 116
Split atlas 186
Spondylodiscitis 167
Spondylolisthesis 165
Spondylolyse 184
Stenose 130, 140, 149, 155, 159,
170
Strukturalismus 2
Synchrondrosis sphenooccipita-
lis 141, 142, 157

Transversale Dislokation 129,
134
Trichter 136, 138
Trisomie 21 154

Vertebralisation 130, 145, 156,
174
Visuelle Palpation 161